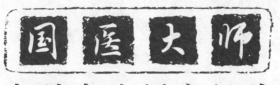

国医大师

专科专病用方经验（第1辑）

——肾系病分册

主　编　宁泽璞　蔡铁如　郑彩慧

副主编　黄惠芬　徐海燕　龚友兰

中国中医药出版社

·北京·

图书在版编目（CIP）数据

国医大师专科专病用方经验. 第 1 辑. 肾系病分册 / 宁泽璞，蔡铁如，郑彩慧主编 . —北京：中国中医药出版社，2015.10（2023.6 重印）

ISBN 978-7-5132-2486-4

Ⅰ . ①国…　Ⅱ . ①宁…　②蔡…　③郑…　Ⅲ . ①肾病（中医）—验方—汇编　Ⅳ . ① R289.5

中国版本图书馆 CIP 数据核字（2015）第 099906 号

中国中医药出版社出版

北京经济技术开发区科创十三街 31 号院二区 8 号楼

邮政编码　100176

传真　010-64405721

廊坊市祥丰印刷有限公司印刷

各地新华书店经销

开本 880×1230　1/32　印张 11　字数 248 千字

2015 年 10 月第 1 版　2023 年 6 月第 2 次印刷

书号　ISBN 978-7-5132-2486-4

定价　39.00 元

网址　www.cptcm.com

如有印装质量问题请与本社出版部调换（010-64405510）

服务热线　010-64405510

购书热线　010-89535836

微信服务号　zgzyycbs

微商城网址　https://kdt.im/LIdUGr

官方微博　http://e.weibo.com/cptcm

天猫旗舰店网址　https://zgzyycbs.tmall.com

《国医大师专科专病用方经验（第1辑）》
——肾系病分册

编 委 会

国医大师

专科专病用方经验

九九叟朱良春题

乙未春书

辑名家经验
传大师精华

为《国医大师专科专病用方经验》出版题

刘祖贻
乙未季春七月

国医大师刘祖贻研究员题

首届国医大师基本情况

（按姓氏笔画排名）

1. 王玉川，男，汉族，1923年9月出生，北京中医药大学主任医师、教授，1943年3月起从事中医临床工作，为"首都国医名师"。

2. 王绵之，男，汉族，1923年10月出生，北京中医药大学主任医师、教授，1942年1月起从事中医临床工作，为全国老中医药专家学术经验继承工作指导老师、"首都国医名师"，国家级非物质文化遗产传统医药项目代表性传承人。

3. 方和谦，男，汉族，1923年12月出生，首都医科大学附属北京朝阳医院主任医师、教授，1948年8月起从事中医临床工作，全国老中医药专家学术经验继承工作指导老师、"首都国医名师"。

4. 邓铁涛，男，汉族，1916年11月出生，广州中医药大学主任医师、教授，1938年9月起从事中医临床工作，为全国老中医药专家学术经验继承工作指导老师、广东省名老中医，国家级非物质文化遗产传统医药项目代表性传承人。

5. 朱良春，男，汉族，1917年8月出生，南通市中医院主任医师、教授，1939年1月起从事中医临床工作，为全国老中医药专家学术经验继承工作指导老师、江苏省名中医。

6. 任继学，男，汉族，1926年1月出生，长春中医药大学附属医院主任医师，1945年4月起从事中医临床工作，为全国老中医药专家学术经验继承工作指导老师、吉林省名老中医。

7. 苏荣扎布，男，蒙古族，1929年12月出生，内蒙古医学院主任医师、教授，1949年5月起从事蒙医临床工作，全国老中医药专家学术经验继承工作指导老师、自治区名蒙医。

8. 李玉奇，男，汉族，1917 年 8 月出生，辽宁中医药大学附属医院主任医师，1939 年 3 月起从事中医临床工作，为全国老中医药专家学术经验继承工作指导老师。

9. 李济仁，男，汉族，1931 年 1 月出生，皖南医学院附属弋矶山医院主任医师、教授，1948 年 11 月起从事中医临床工作，为全国老中医药专家学术经验继承工作指导老师、安徽省名老中医。

10. 李振华，男，汉族，1924 年 11 月出生，河南中医学院主任医师、教授，1943 年 3 月起从事中医临床工作，为全国老中医药专家学术经验继承工作指导老师。

11. 李辅仁，男，汉族，1919 年 6 月出生，卫生部北京医院主任医师，1941 年起从事中医临床工作，为全国老中医药专家学术经验继承工作指导老师、"首都国医名师"。

12. 吴咸中，男，满族，1925 年 8 月出生，天津医科大学、天津市南开医院主任医师、教授，中国工程院院士，1951 年起即用中医药治疗常见病症，全国老中医药专家学术经验继承工作指导老师。

13. 何任，男，汉族，1921 年 1 月出生，浙江中医药大学主任医师、教授，1941 年 1 月起从事中医临床工作，为全国老中医药专家学术经验继承工作指导老师、浙江省名中医。

14. 张琪，男，汉族，1922 年 12 月出生，黑龙江省中医研究院主任医师，1942 年 1 月起从事中医临床工作，为全国老中医药专家学术经验继承工作指导老师、黑龙江省名老中医。

15. 张灿玾，男，汉族，1928 年 7 月出生，山东中医药大学主任医师、教授，1949 年 1 月起从事中医临床工作，为山东省名中医药专家。

16. 张学文，男，汉族，1935 年 10 月出生，陕西中医学院主任医师、教授，1953 年 5 月起从事中医临床工作，为全国老中医药专家学术经验继承工作指导老师。

17. 张镜人，男，汉族，1923 年 6 月出生，上海市第一人民医院主任医师、教授，1942 年 6 月起从事中医临床工作，全国老中医药专家学术经验继承工作指导老师、上海市名中医。

18. 陆广莘，男，汉族，1927 年 1 月出生，中国中医科学院主任医师，1948 年 10 月起从事中医临床工作，为全国老中医药专家学术经验继承工作指导老师。

19. 周仲瑛，男，汉族，1928 年 6 月出生，南京中医药大学主任医师、教授，1948 年 1 月起从事中医临床工作，为全国老中医药专家学术经验继承工作指导老师，国家级非物质文化遗产传统医药项目代表性传承人、江苏省名中医。

20. 贺普仁，男，汉族，1926 年 5 月出生，首都医科大学附属北京中医医院主任医师、教授，1948 年起从事中医临床工作，全国老中医药专家学术经验继承工作指导老师、"首都国医名师"，国家级非物质文化遗产传统医药项目代表性传承人。

21. 班秀文，男，壮族，1920 年 1 月出生，广西中医学院主任医师、教授，1940 年 9 月起从事中医临床工作，为全国老中医药专家学术经验继承工作指导老师。

22. 徐景藩，男，汉族，1928 年 1 月出生，江苏省中医院主任医师、教授，1946 年 6 月起从事中医临床工作，为全国老中医药专家学术经验继承工作指导老师、江苏省名中医。

23. 郭子光，男，汉族，1932 年 12 月出生，成都中医药大学主任医师、教授，1951 年 4 月起从事中医临床工作，为全国老中医药专家学术经验继承工作指导老师。

24. 唐由之，男，汉族，1926 年 7 月出生，中国中医科学院主任医师、研究员，1946 年起从事中医临床工作，为全国老中医药专家学术经验继承工作指导老师、"首都国医名师"。

25. 程莘农，男，汉族，1921 年 8 月出生，中国中医科学院主任医师、教授，中国工程院院士，1939 年 2 月起从事中医临床工作，为全国老中医药专家学术经验继承工作指导老师、"首都国医名师"。

26. 强巴赤列，男，藏族，1929 出生，西藏自治区藏医院主任医师，1947 年起从事藏医临床工作，为全国老中医药专家学术经验继承工作指导老师、自治区名藏医。

27. 裘沛然，男，汉族，1913 年 1 月出生，上海中医药大学主任医师、教授，1934 年 9 月起从事中医临床工作，为全国老中医药专家学术经验继承工作指导老师、上海市名中医。

28. 路志正，男，汉族，1920 年 12 月出生，中国中医科学院主任医师，1939 年 2 月起从事中医临床工作，为全国老中医药专家学术经验继承工作指导老师、"首都国医名师"，国家级非物质文化遗产传统医药项目代表性传承人。

29. 颜正华，男，汉族，1920 年 2 月，北京中医药大学主任医师、教授，1940 年 7 月起从事中医临床工作，为全国老中医药专家学术经验继承工作指导老师、"首都国医名师"，国家级非物质文化遗产传统医药项目代表性传承人。

30. 颜德馨，男，汉族，1920 年 11 月出生，同济大学附属第十人民医院主任医师，1939 年 8 月起从事中医临床工作，为全国老中医药专家学术经验继承工作指导老师、上海市名中医，国家级非物质文化遗产传统医药项目代表性传承人。

（资料摘自国家中医药管理局政府网站）

前　言

　　名老中医是中医药事业特有的智能资源，是维系中医药传承发展的中坚力量，而国医大师是名老中医的优秀代表。他们医德高尚、学术造诣精湛、实践经验丰富，代表着当代中医学术和临床发展的最高水平，是中医药学术的集中体现，是中医学发展的重要推动力。他们的学术思想、临证经验及诊疗技术是他们研读经典、博采诸家、长期临证而摸索总结出来的，是他们心血和智慧的结晶，是中医药学术的核心点和最具价值部分。正是因为有了一位位一代代名老中医药专家的学术思想和经验，才汇聚成了丰富多彩、博大精深的中医药学术宝库，才使得中医药学术之树永葆长青！中医药文化之花灿烂开放！中医药智慧之果普惠民众！中医药事业之舟破浪前行！

　　在浩如烟海的名老中医学术思想与临证经验之中，对其用方经验进行挖掘无疑是颇具临床实用价值的。"方从法立，以法统方"，名医经验用方既是其临床经验的结晶，更体现了其理、法、方、药相一致的学术思想与思维方法。因此，系统地整理研究国医大师的专科专病用方经验，将其汇编成册，公之于众，既是中医药学术传承的需要，也是广大中医药专业技术人员翘首以盼的盛事。而且经文献检索，目前对国医大师学术思想和临床经验的诸多研究中尚无系统整理国医大师们的专病专方之作。在王利广编辑的策划下，我们组织湖南省中医药研究院等单位一批中青年专家，历时两年余，系统地收集了反映首批国医大师学术思想及临证经验的学术著作、专业文章、硕博论文、专业报纸等，以中医病证为纲，以国医大师为目，进行分类整理研究，在全体编写人员的努力下，撰成《国医大师专科专病用方经验（第1辑）——心脑病分册》《国医大师专科专病用方经验—（第1辑）—肺系病分册》《国医大师专科专病用方经验（第1辑）——脾胃肝胆病分册》《国医大师专科专病用方经验（第1辑）——肾系病分册》《国医大师专科专病用方经验（第1辑）——气血津液与头身肢体病分册》系列书稿。在同一病证下，将各位国医大师（以姓氏笔画为序）独具特色的经验用方的组成、功效、主治、用法及其用药经验进行集中展示，便于读者在极短的时间内能领略国医大师们独具匠心的临证思辨方法和遣方用药技巧，去揣摩国医大师们独特的学术思想和丰富的临床经验，这是本书不同于同类著作之处和其显著特色所在。

在本书即将付梓之际，谨对书中所有引用资料的原作者、编辑者、出版者致以深深的、诚挚的谢意！向为本书出版付出辛勤劳动的所有同仁表示衷心的感谢！特别感谢国医大师朱良春教授和国医大师刘祖贻研究员为本书出版题词！由于我们的学识水平有限，加之时间较匆促，书中错误、遗漏在所难免，敬请广大读者提出宝贵意见，以便再版时修订提高！

宁泽璞　蔡铁如

甲午年深秋于岳麓山下

编写说明

　　肾系疾病的发病原因十分复杂，至今许多疾病的发病机制尚不十分清楚，现代医学亦缺乏满意的治疗方法。中医学历经几千年传承发展，在肾系病证的病因病机、辨证论治等方面均积累了丰富的理论基础与实践经验。从近年来的科技文献检索发现，中医药治疗肾系病证在提高临床疗效、减少药物毒副作用、改善患者生活质量等方面与现代医学相比较，均有着一定的优势。

　　中医古籍文献里，与肾系疾病名称相关的主要中医病证有水肿、腰痛、淋证、尿血、尿浊、癃闭、关格等，对于这些病证的病因病机、治法等在《黄帝内经》《金匮要略》等经典著作中均有记载。许多重要治法、方剂至今仍为临床治疗肾系疾病所常用。国医大师们勤求博采，传承创新，在这方面积累了丰富的临床经验，创制了很多卓有疗效的经验方。本书收录中华人民共和国成立后第一批国医大师（按照姓氏笔画排序）在治疗水肿、淋证、癃闭、关格、遗精、早泄、阳痿、肾风等肾系病证方面积累的 260 个经验方，并将各位国医大师各具特色的经验用方的组成、功效、主治、用法及其用药经验进行了收集和整理归纳，系统展示了国医大师们在治疗肾系病证方面独具匠心的遣方用药经验，同时反映了国医大师们丰富的学术思想和独特的学术特色。值得说明的是，由于国医大师们所处地域、临床主攻病证等不同，在具体资料的取舍上编辑有所选择和偏重；有的病证由于资料较少，对国医大师们治疗的个案处方也会相机选取，无具体方名者会直接以国医大师"经验方"命名。全书始终以能真实反映国医大师们的学术思想和临床经验作为资料选取的基本原则。

希望本书能够为广大中医药科技人员、临床医师、中医药院校师生及中医爱好者提供帮助。但由于编者水平有限，时间仓促，书中难免挂一漏万。在此谨对本书中所有引用资料的作者、编者致以衷心的谢意！

本书编委会

2015 年 6 月

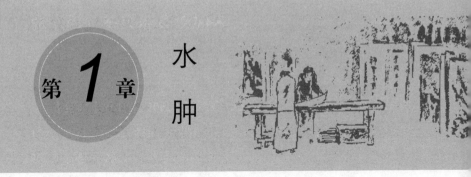

第1章 水肿

水肿是指体内水液潴留，泛溢肌肤，以头面、眼睑、四肢、腹背甚至全身浮肿为临床特征的一类病证，严重者可伴有胸水、腹水等。此病多因感受外邪，饮食失调，或劳倦过度等，使肺失宣降通调，脾失转输健运，肾失开阖，膀胱气化失常而导致。其治疗分阴阳论治，阳水以祛邪为主，治以发汗、利小便；阴水以扶正助气化为主，治以温阳益气、健脾、益肾、补心，兼利小便，酌情化瘀；虚实并见者，则攻补兼施。现代医学中本病是多种疾病的一个症状，包括肾性水肿、心性水肿、肝性水肿、营养不良性水肿、功能性水肿、内分泌失调引起的水肿等，均可结合本章内容辨证施治。本章论及的水肿主要以肾性水肿为主，包括急慢性肾小球肾炎、肾病综合征、继发性肾小球肾炎等。

本章收录了方和谦、邓铁涛、朱良春、李玉奇、李振华、李辅仁、何任、张琪、张灿玾、张学文、张镜人、周仲瑛、郭子光、裘沛然、路志正、颜正华、颜德馨等国医大师治疗本病的验方56首。方和谦治疗水肿注重顾护脾胃，培中升清；邓铁涛注重调补脾气的

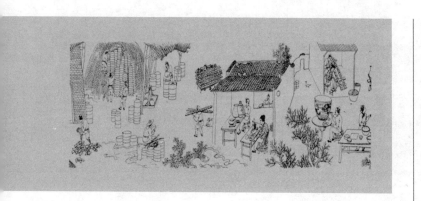

健运；朱良春主张益肾清利、通补开阖、益气化瘀等，善用单验方治疗慢性肾炎水肿反复发作；李玉奇认为本病经久治，病程逆转缓慢，水肿消而复至，其制在脾，故治以利尿为标，实脾为本，利尿先实脾，脾实尿自利；李振华善于从脾胃论治为主，兼以温阳行气等法；李辅仁认为活血药可以治疗本病，但不宜用量过大，更不可久用，否则会使红细胞增多，病情进展；何任治水肿注重益阴利尿，调补阴阳；张琪认为肾性水肿病机复杂，证型多样，总以通调气机升降为根本治则；张灿玾认为肾病水肿当首辨"证"之虚实，指出急性肾炎多属实证、慢性肾炎多属虚证，常与肺、脾、肾三脏之气化失职有关，宜宣肺行气、健脾化湿兼利水；张学文认为肾虚血瘀是本病的主要病机；张镜人提倡分虚实表里、阴水阳水论治；周仲瑛常用疏风宣肺、顺气导水、清肺解毒、养阴补肺等法；郭子光主要从邪正虚实、阴阳消长、络脉瘀滞方面辨治；裘沛然治疗肿胀程度极为严重又溲少便闭

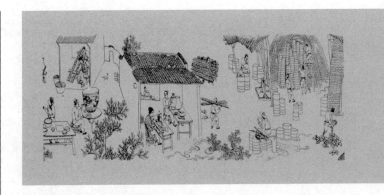

的肾病综合征患儿，善用仲景防己黄芪汤、牡蛎泽泻散及景岳玄武豆三方化裁治之，有寓补于通、祛邪而兼扶正、渗利与收涩交相为用之功；路志正主张从调理脾胃入手治疗本病；颜正华主张补虚泻实与通调水道；颜德馨注重扶正祛邪，利尿退肿而不伤正。

方和谦：培中升清经验方

【组成】太子参 15g，生黄芪 15g，茯苓 15g，炒白芍 10g，炙甘草 6g，枸杞子 10g，熟地黄 10g，炒山药 15g，陈皮 10g，枳壳 6g，木香 8g，焦神曲 10g，大枣 3 枚。

【功效】培中益肾，升清降浊，利水消肿。

【主治】水肿之脾肾气虚，水湿内停证。症见双下肢浮肿，按之凹陷，腰酸乏力，尿少便调，舌淡，脉沉缓。

【用法】水煎服，每日 1 剂，分 2 次服。

【经验】方老认为，水肿应首责于脾，本于肾。因"诸湿肿满，皆属于脾"（《素问·至真要大论》），肾本水脏。临证侧重培中益肾，皆因"土盛则能摄养肾水，其肿自消"（《医方类聚》）。《金匮要略》云："腰以下肿，当利小便；腰以上肿，当发汗乃愈。"健脾升阳可助肾阳化气行水，脾气得升使肺能通调，水道自利，故培中健脾为治水肿之关键。故方老认为，"大病体虚，重在培中，大病必顾脾胃"。方中太子参、茯苓、炒白芍、山药、焦曲、大枣、甘草等培中健脾；黄芪益气升阳；陈皮、枳壳、木香等扶中运湿，使清升浊降。诸药合用，补益脾肾，升清降浊，则水肿渐消。〔崔筱莉，方和谦.方和谦教授以培中升清法治疗疑难杂症举隅［J］.北京中医，1999，18（5）：3-4〕

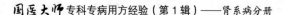

方和谦：滋补汤加味

【组成】党参12g，茯苓12g，炙甘草6g，大枣4枚，白术10g，熟地黄15g，白芍10g，当归10g，官桂3g，陈皮10g，木香10，枸杞子10g，麦冬10g，杜仲10g，桑寄生10g，车前子10g，白茅根30g，萹蓄10g。

【功效】滋补肾脏，培元固本。

【主治】慢性肾炎。用于气血两虚、脏腑亏虚、肾阴阳虚损而致腰痛、浮肿等症。

【用法】水煎服，每日1剂。

【经验】方老在《金匮要略·血痹虚劳》补法九方的基础上加以概括总结，自拟由四君子汤与四物汤加减化裁组成的"滋补汤"作为补虚扶正的基本方剂，根据气血不足、五脏虚损之候，即可灵活加减应用，对恢复脏腑功能、改善临床症状确有实效。方中党参、茯苓、白术、炙甘草补脾益气，培后天之本；当归、熟地黄、白芍滋阴补肾、养血和肝，固先天之本；佐肉桂、陈皮、木香、大枣温补调气，纳气归元；枸杞子、麦冬、杜仲、桑寄生益肾；车前子、白茅根、萹蓄清热利湿。全方补而不滞、滋而不腻、补气养血、调和阴阳，集益肺、养心、健脾、和肝、补肾于一方。所用之药看似平常，实则配伍严谨、立法有度。〔权红.浅谈方和谦自拟"滋补汤"治疗虚劳〔J〕.中国中医药信息杂志，2006（2）：80-81〕

邓铁涛：参苓白术散加减

【组成】党参15g，薏苡仁15g，猪苓15g，白术12g，山药12g，牛膝12g，桂枝（或肉桂心1.5g焗）12g，云苓皮25g，甘草4g，黄芪20g。

【功效】健脾固肾，利湿化浊。

【主治】水肿，脾虚湿阻证。多见于慢性肾炎早期，症见面色㿠白或萎黄不华，身重倦怠，肢体浮肿。浮肿严重者，可并见腹胀大如裹水之状，脘闷纳呆，气短自汗，小便短少，大便时溏，舌淡胖有齿印、苔薄白或白腻，脉缓弱。

【用法】水煎服，每日1剂，分2次服。

【经验】邓老认为，在慢性肾炎的早期，往往表现为脾虚湿阻证。脾虚则气血生化之源不足，若血虚明显，可见头目眩晕，心悸，易惊惕，手足发麻，唇甲淡白，脉兼细等症，故应时时注意调补脾气，保持脾气的健运。本方为邓老治疗慢性肾小球肾炎经验方的基本方，方中党参、白术、山药、黄芪、甘草健脾补气，薏苡仁、云苓皮、猪苓利水而不伤正，桂枝温阳利水，牛膝引水下行。辨证加减：若湿重而见苔白厚腻者，去山药，加防己12g，砂仁8g；血虚明显者，去猪苓、桂枝，加当归12g（或鸡血藤30g），枸杞子12g以养血；若见血压升高者，重用黄芪（用至30g以上可降压），去桂枝、山药，加生石决明（先煎）、代赭石（先煎）各30g，以潜虚阳；若见血尿（镜下血尿）者，去桂枝，选加小叶凤尾草15g，淡豆豉30g，三七末（冲服）3g；若水肿严重，尤其是胸腹腔有大量积水者，以甘遂末1g装于空心胶囊，早晨白粥送服。对于慢性肾小球肾炎，经治疗后患者症状基本消失，唯尿蛋白长期不除者，邓老主张在固肾的同时，关键要健脾利湿，遂自拟消蛋白饮：黄芪15~30g，龟甲30g，怀山药15g，薏苡仁15g，玉米须30g，临床应用有较好疗效。〔慢性肾炎［J］.医学文选，1997（Z1）：29-30；李顺民.脾肾相关疾病证治精要［M］.北京：人民军医出版社，2011，22-294〕

邓铁涛：真武汤合五苓散与五皮饮加减

【组成】熟附子 10～15g，姜皮 20g，白芍 12g，白术 15g，茯苓皮 30g，肉桂 3g（焗），大腹皮 12g，猪苓 15g，泽泻 12g，党参 20g，黄芪 20g。

【功效】温阳利水。

【主治】水肿，脾肾阳虚证。多见于慢性肾炎中后期，症见面色白或灰暗，形寒怕冷，四肢欠温，精神萎靡，腰膝酸软，纳呆便溏，或五更泄泻，浮肿显著，以腰以下为甚，或可伴有胸水、腹水，咳逆上气不能平卧，小便短少。少数亦可表现为浮肿不太甚，小便频数而清长。舌淡而暗、苔薄白，脉沉细，软弱无力。

【用法】水煎服，每日 1 剂，分 2 次服。

【经验】邓老认为，由于先天与后天密切相关，慢性肾炎中后期往往因脾虚损及肾，而表现为脾肾阳虚。方中党参、白术、黄芪补气健脾；附子、肉桂温肾；白芍以制附子、肉桂之温燥；姜皮、茯苓皮、大腹皮、猪苓、泽泻利水渗湿。诸药合成温阳利水之功。其加减法同脾虚湿阻型（参苓白术散加减方经验）。邓老指出，这一阶段的少数患者可因阳损及阴，或由于温阳或利水太过损伤阴液（尤其是经过激素治疗的患者），而表现为肝肾阴亏，症见浮肿不甚，面白颧红，眩晕头痛，心悸耳鸣，腰酸腿软，失眠盗汗，遗精，咽干，舌质嫩偏红，或边尖红，苔少，脉弦细稍数，可用杞菊地黄汤加牛膝、车前子等；若为阴阳两虚者，则喜用济生肾气丸；若血压升高者，则加生牡蛎 30g，草决明 25g。〔邓铁涛.邓铁涛［M］.北京：中国医药科技出版社，2010，59-60〕

邓铁涛：十枣汤合积苍丸

【**组成**】三棱 2.3g，莪术 2.3g，苍术 2.3g，砂仁 2.3g，连翘 2.3g，牵牛子 1.5g，大戟 1.5g，巴戟天 1.5g，陈皮 1.5g，川椒 1.5g，葶苈子 1.5g，桑白皮 1.5g，益智仁 1.5g，汉防己 1.5g，芫花 1.5g，青皮 1.5g，川芎 1.5g，牛膝 1.5g，槟榔半个，大黄 7.7g，甘遂 1.5g，木香 4.6g，紫荆皮 3.1g。

【**功效**】利水消肿。

【**主治**】水肿，脾虚湿阻证。多见于慢性肾炎，症见水肿严重，尤以胸腹腔有大量积水者。

【**用法**】上药研为细末，糊为小丸，每次服 12.5g，每日于五更空腹时一次顿服，连服 3 天，第 1 天用淡姜汤送服，第 2 天用陈皮汤送服，第 3 天用桑白皮汤送服。药液温度：夏天冷服，冬天温服，以服后微汗出为度。或者用甘遂末 1g 装于空心胶囊（肠溶胶囊），早晨白粥送，一次吞服。

【**经验**】邓老认为，对于脾虚湿阻型慢性肾炎水肿严重，尤其是胸腹腔有大量积水患者，应先治其标。本方为民间验方，有去菀陈莝、洁净府之功。邓老早年应用较多，并主张在水肿明显减轻后再予参苓白术散加减。1978 年以后，邓老摸索出更为简捷的峻下逐水方法，即单用甘遂一味装于空心胶囊中，用白粥送服。实践证明，具有验、便、廉的优点。辨证加减：若患者上半身肿甚或见胸腔积液者，则先予麻黄（微炒）15g，杏仁 10g，熟附子 3g，生姜 3 片，赤小豆 30g，茯苓皮 60g，以开鬼门，夏天冷服，冬天温服，以服后微汗出为度，待水肿或胸水减轻后，仍予参苓白术散加减；若经治疗后患者症状基本消失，唯尿蛋白长期不除者，则改用自拟消尿蛋白饮。〔邓铁涛.邓铁涛［M〕.北京：中国医药科技出版社，2010，59-60〕

朱良春：黄芪地龙方加味

【组成】黄芪30～60g，地龙10～15g，生山药20g，漏芦15g，菝葜15g，泽泻12g，蝉蜕6g，仙灵脾10g，川续断10g，石韦15g。

【功效】益气化瘀，利尿消肿。

【主治】水肿。多见于慢性肾炎。

【用法】水煎服，每日1剂，分2次服。

【经验】朱老长期致力于慢性肾炎的临床研究，认为益气化瘀为慢性肾炎行之有效的法则。朱老受王清任补阳还五汤的启示，筛选出黄芪与地龙相配伍的方法。朱老尝谓："慢性肾炎水肿为标，肾虚是本，益气即是利水消肿，化瘀可以推陈致新。"又谓："肾主藏精，乃真阴真阳之寓所。补肾途径一曰填精以化气，一曰益气以生精，气病及水，益气补肾饶有利水之功，故宜先用此法以消退水肿，促进肾功能恢复，继则配合填补肾精以巩固疗效。"本方补气以黄芪为主药，以其能充养大气，调整肺、脾、肾三脏之功能，促进全身血液循环，提高机体免疫能力，同时兼有利尿之功。化瘀以地龙为要品，能走窜通络，利尿降压。两药相伍，具有益气化瘀、利尿消肿、降低血压等多种作用。在辨证论治的前提下，以两药为主药组成方剂，药后往往可收消肿、降压、蛋白尿阴转的效果。〔朱良春. 方药拾贝（二）〔J〕. 上海中医药杂志，1982（7）：21；朱步先. 朱良春用药经验〔M〕. 上海：上海中医学院出版社，1989，13-14〕

朱良春：益肾清利方

【组成】仙灵脾 15g，炒白术 15g，潞党参 12g，炙黄芪 30g，菟丝子 12g，赤小豆 30g，车前子 18g（包煎），白花蛇舌草 30g，益母草 90g（煎汤代水）。

【功效】温补脾肾，兼化湿热。

【主治】水肿，脾肾阳虚、湿热凝聚证。

【用法】益母草 90g，先煎汤，取汁，代水煎药，每日 1 剂，分 2 次服。

【经验】朱老在临床实践中，对于脾肾阳虚，湿热凝聚之水肿，以往循守温补脾胃之常法为治，治愈者不少。针对部分水肿难消，伴有蛋白尿缠绵难除，病情经常反复，容易反复感冒的患者，朱老认为究其根源，殆正虚而邪着未去，内湿外湿相合，留恋气分，弥漫三焦，郁而化热，加之肾气亏虚，致使疾病缠绵难愈。故治当在补益脾肾之剂中参清利湿热之品，如白花蛇舌草、六月雪、萆薢、漏芦、荠菜花、薏苡仁、石韦、龙葵等。随证加减可用防己、荠菜花、蝉蜕、广地龙等。〔朱良春.中国百年百名中医临床家丛书.朱良春〔M〕.北京：中国中医药出版社，2001，120〕

朱良春：玉米须单煎方

【**组成**】玉米须干品 100g。

【**功效**】利水消肿。

【**主治**】水肿。多见于慢性肾炎。

【**用法**】玉米须干品 100g，加水 1200mL 煮 30 分钟，得到药汁 500mL 左右，过滤后分 4 次服完。每日 1 剂。

【**经验**】朱老常遣用味甘淡性平、善利水消肿的玉米须单方辅助治疗慢性肾炎水肿难消，且用量超大，无不良反应。玉米须单煎方需要连续服用 3～6 个月，可使浮肿逐渐消退，蛋白尿减少，作为辅助治疗的常备饮料。〔董汉良.朱良春治疗肾系疾病经验用药［J］.云南中医杂志，1993（4）：17-19〕

朱良春：经验方

【组成】益母草 90g，泽兰 15g，白槿花 15g，生甘草 5g。

【功效】利水清热。

【主治】水肿。多见于急性肾炎。

【用法】水煎服，每日 1 剂，分 2 次服。

【经验】朱老认为，急性肾炎相当于中医学之"风水"证，主要病机是风水相搏，肺失宣肃，不能通调水道，下输膀胱，水邪泛溢肌肤而成。方中益母草除能利水外，尚有清热解毒之功，故重用益母草为治疗急性肾炎之要药，临床屡获良效。辨证加减：风邪未罢，肺气不宣加生麻黄 5g；内热较甚加生大黄 5g，生黄柏 10g；气血虚弱加当归 10g，生黄芪 16g。〔董汉良.朱良春治疗肾系疾病经验用药［J］.云南中医杂志，1993（4）：17-19〕

李玉奇：一效汤

【组成】黄芪40g，苦参20g，白术20g，泽泻20g，山药20g，土茯苓20g，当归40g，羚羊角10g（已禁用，水牛角代，可用30g），琥珀15g，大黄10g，木通10g，薏苡仁30g，冬葵子20g，侧柏叶20g，桑白皮40g。

【功效】健脾渗湿，滋肾降火。

【主治】水肿。多见于慢性肾炎，症见尿少，口干心悸，恶心，呃逆，厌食，形体消瘦，低热，水肿，面色灰垢无华，形态憔悴，舌质淡、苔黄，脉弦细。

【用法】水煎服，每日1剂，分2次服。另：真麝香1g，口服。

【经验】李老认为，慢性肾炎经久治疗病程逆转缓慢，水肿消而复至，表明肾气渐衰，肾虚不能化水。其制在脾，脾虚不能制水而反克，致肾虚水气妄行。故本病治疗应以利尿为标，实脾为本，利尿先实脾，脾实尿自利，而脾实当能摄养肾水。方中黄芪、山药健脾益气，利水消肿；白术、泽泻、薏苡仁健脾，淡渗利湿；冬葵子甘寒通利；苦参、土茯苓清热除湿；当归养血活血；大黄、侧柏叶、羚羊角清热凉血；桑白皮清泄肺热；琥珀甘淡上行。诸药相伍，使肺气下降而通膀胱，利小便，燥脾土。李老还指出，本病治疗过程中，勿直接利尿，因利尿易损肾气。〔李玉奇.李玉奇［M］.北京：中国中医药出版社，2001，38-39〕

李玉奇：莫如饮子

【组成】黄芪20g，白术20g，山药40g，当归40g，生地黄40g，黄柏15g，冬葵子20g，红小豆20g，大黄10g，连翘20g，泽泻20g，蛤粉40g，水牛角25g，海金沙20g。

【功效】滋水降火。

【主治】水肿。多见于慢性肾炎重症期。

【用法】水煎服，每日1剂，分2次服。另：真麝香1g，口服。

【经验】李老认为，慢性肾炎发展至重症期，出现尿蛋白（+++）~（++++）及管型，很大一部分患者还会出现肾性高血压，伴有头晕、腰酸、腿软、周身酸痛、乏力等症，中医讲究辨证施治、分型分期而治。针对阴虚、阳虚、气血两虚等多种类型，对于阴虚的患者，以滋阴补肾为主；对于阳虚的患者，则以补肾助阳为主。辨证经验：水肿上午不显，下午肿甚为血虚；水肿上午肿甚，下午渐消为气虚。〔李玉奇.李玉奇［M］.北京：中国中医药出版社，2001，38-39〕

李玉奇：经验方

【组成】麻黄 15g，生侧柏叶 15g，地肤子 15g，猪苓 15g，薏苡仁 15g，连翘 15g，浮萍 25g，知母 25g，滑石 20g，当归 20g，白茅根 100g，细辛 5g。

【功效】清热解毒，利湿消肿。

【主治】水肿。多见于急性肾炎。

【用法】水煎服，每日 1 剂，分 2 次服。

【经验】李老认为，急性肾炎多属中医"阳水"范畴，其发病原因多为风邪外袭，导致肺气失宣，不能通调水道，下输膀胱，风水相搏，流溢于肌肤，发为水肿。李老主张以疏风解表、宣肺行水为大法。方中麻黄既能发汗，又能利尿，是水肿伴有表证之要药；浮萍一味，前人谓其"发汗胜于麻黄，下水捷于通草"，故方中重用之；大剂量白茅根及滑石、猪苓、地肤子淡渗利尿；薏苡仁健脾渗湿；连翘清热解毒；当归养血活血；细辛辛散风邪；生侧柏叶凉血清热；知母滋阴清热，兼可制约麻黄、细辛之温燥。诸药合用，俾风邪自表而散，湿邪自下而趋，水肿自消。使用本方期间应忌油腻，少进盐，慎风寒。〔程宝书，梁华 . 新编汤头歌诀四百首［M］. 北京：中国中医药出版社，2002，282〕

李玉奇：鲤鱼食疗方

【组成】鲤鱼1条，大蒜25g，茶叶10g。或者红小豆25g，葫芦子50g。或者冬瓜1个，羊肺1具。

【功效】补中利水。

【主治】水肿。多见于慢性肾炎。

【用法】鲤鱼去内脏，装入大蒜25g，茶叶10g，共煮烂，食鱼兼喝汤；或者红小豆25g，葫芦子50g，煮汁饮之；或者冬瓜1个切成小块，不加盐，加羊肺1具煮汤，作汤菜食用。

【经验】李老认为，本病因久病导致阴虚内热，阳气濒于衰竭，阴精耗损于内，阳气耗损于外，而形成肢厥等脾肾阳虚指征。若利水必伤阴津，而尿反少而闭，久而形成尿毒症。故本病治疗应以利尿为标，实脾为本，利尿先实脾，脾实尿自利，而脾实当能摄养肾水，故采用中药内服及食疗双管齐下。同时，李老还主张本病患者要适当活动，如户外散步，缓行，禁止跑步或剧烈运动，可练习静养气功；随季节变化调整衣着，预防感冒；少食辛辣，忌烟酒；停止性生活；多饮水，保持大便畅通等良好生活习惯。李老指出，本病治疗虽然十分棘手，但也并非绝症，如若保养得好，勿躁乱求医，徐图按步，逐渐可以恢复，治愈病例也不偶见。〔李玉奇.中国百年百名中医临床家丛书·李玉奇〔M〕.北京：中国中医药出版社，2001，38-40〕

李振华：加减麻黄加术汤

【组成】麻黄9g，桂枝6g，杏仁9g，白术9g，生桑白皮15g，茯苓皮15g，泽泻12g，陈皮9g，白茅根30g。

【功效】发汗解表，宣肺行水。

【主治】水肿，阳水，风水相搏证偏于风寒者。多见于急性肾炎，开始眼睑浮肿，继则四肢以至全身浮肿，病势发展较快，尤以面部浮肿明显。小便不利，尿色黄赤，腰及肢节酸痛，气逆咳嗽，甚而喘促，恶寒发热，头痛无汗，舌质淡、苔薄白，脉浮紧。

【用法】水煎服，每日1剂，分2次服。

【经验】李老认为，本证病机主要为风寒客表，肺气失宣，不能通调水道而致水肿。方中麻黄、桂枝辛温发汗，解表宣肺；麻黄配杏仁、桑白皮，平喘止咳、宣降肺气；桂枝配白术、茯苓皮、泽泻、陈皮温阳化气，健脾利水；白茅根清内热、利水止血。〔李郑生，郭淑云.国医大师李振华〔M〕.北京：中国医药科技出版社，2011，218-222〕

李振华：加味五苓散

【组成】泽泻18g，葶苈子20g，玉米须25g，茯苓18g，猪苓15g，生黄芪25g，白术15g，薏苡仁30g，桂枝8g，白蔻仁10g，厚朴10g，乌药10g，檀香10g。

【功效】健脾益气，化湿利水，行气通阳。

【主治】水肿，脾气亏虚，水湿内停，气机不畅证。多见于慢性肾小球肾炎。

【用法】水煎服，每日1剂，分2次服。

【经验】李老认为，本证表现为头面部及双膝以下水肿，按之凹陷不起，全身困重，脘腹胀闷，为脾虚气弱，运化失职，水湿不化，壅滞于体内，泛滥于肌肤所致；湿邪内停则身重困倦；湿困中焦，升降失调，胃失和降，气机不畅，故脘腹胀闷；舌脉皆脾虚湿停之象，故治宜健脾、化湿、行气。方中泽泻、葶苈子、玉米须渗湿利水，辅以茯苓、猪苓之淡渗，以增利水消肿之功；以生黄芪、白术、薏苡仁健脾渗湿以助运化水湿之力；佐桂枝以助膀胱之气化；《景岳全书·水肿》云："水气本为同类，故治水者，当兼理气，以水行则气亦行也。"故用白蔻仁、厚朴、乌药、檀香行气化湿，畅中除胀。由于水肿"其治在脾"（《景岳全书·肿胀》），故在本病的治疗中，应始终围绕健脾而治。〔郭淑云，黄清.李振华治疗水肿验案〔J〕.辽宁中医杂志，2011（12）：2463-2464〕

李振华：祛湿消肿汤

【组成】白术 9g，茯苓 30g，泽泻 12g，生薏苡仁 30g，防己 15g，黄柏 9g，石韦 30g，槟榔 15g，白蔻仁 9g，赤小豆 30g，滑石 18g，白茅根 30g。

【功效】健脾利湿，清热解毒。

【主治】水肿，阳水，湿热互结证。多见于急性肾炎，症见全身水肿，肿势较剧，腹部胀满，胸闷气短，干呕食少，口渴不欲多饮，腰痛肢沉，小便短赤，或见皮肤疮毒，舌体肥大、质淡红、苔黄腻，脉滑或滑数。

【用法】水煎服，每日 1 剂，分 2 次服。

【经验】李老认为，本证的主要病机为脾虚失运，湿郁化热，湿热互结，三焦气化失宣，水湿泛溢肌肤。方中白术、茯苓、泽泻、生薏苡仁健脾利湿；赤小豆、防己、黄柏、石韦、滑石、白茅根燥湿清热利水；槟榔、白蔻仁行气化浊消胀。辨证加减：肌肤有疮疡者，去茯苓，加金银花 15g，蒲公英 21g，土茯苓 30g，以清热解毒；大便秘、腹胀甚、脉症俱实者，加二丑 9g，大黄 9g，以荡涤热结。

〔李郑生，郭淑云.国医大师李振华〔M〕.北京：中国医药科技出版社，2011，218-222〕

李振华：自拟通阳消肿汤

【组成】白术10g，茯苓20g，广木香6g，砂仁6g，厚朴10g，泽泻18g，桂枝6g，干姜10g，川椒目6g，薏苡仁30g，川续断18g。

【功效】温中健脾，通阳利水。

【主治】水肿，阴水，寒湿困脾证。多见于慢性肾炎，症见全身浮肿，时轻时重，反复不愈，按之凹陷不易恢复，腰以下肿甚，脘腹胀满，食少纳呆，口泛清水，四肢沉重，精神困倦，腰凉重痛，面色萎黄，小便量少，色清或微黄，大便溏，舌体胖大、质淡、苔白腻或白滑，脉沉濡或沉缓。

【用法】水煎服，每日1剂，分2次服。

【经验】李老认为，慢性肾病发病在于脾、肾，病理多虚、多寒。脾主运化，有转输水精、升清降浊之能。在慢性肾病的发生发展过程中，若脾虚失运，水湿运化无权，可致湿盛困脾；且脾不能游溢精气于肺，土不生金，又可导致肺气虚，通调水道之力更弱；水湿内盛，水为阴邪，久盛必损伤肾阳，肾阳虚衰，水液不能蒸化，开阖不利，水湿更为泛滥，故李老在临床治疗中甚为重视脾胃功能在慢性肾病中举足轻重的地位。辨证加减：若小便短赤，舌苔黄腻者，证系湿郁化热，湿热互结，可去桂枝、干姜、川椒目，加盐黄柏10g，石韦20g，滑石18g，白茅根30g，以燥湿清热利水；若心慌气短，晨起头面部肿甚，下午腿足肿甚，尿量不少者，证系肺脾气虚，不宜过于分利，上方去泽泻，加黄芪30g，党参15g，以培补正气；若水肿严重，两足跗尤甚，腰酸腿软，四肢不温，形寒畏冷，证系脾肾阳虚，加制附子12g，肉桂6g，以增温肾之力。唯在用药上注意脾、肾之偏虚，区别主次，随证加减。如面色灰暗，怯寒冷甚，脉细无力，肾阳偏虚者，可减少分利之药，酌加巴戟天、仙灵脾、胡芦巴等药以增强温肾之力；若水肿基本消失，可减少利水药，加黄芪、党参等益气健脾固正之品以恢复正气。〔黄清，李郑生，李振华.李振华教授温中健脾法临床应用撷拾〔C〕.中华中医药学会第二十二届全国脾胃病学术交流会暨2010年脾胃病诊疗新进展学习班论文汇编.2010，787〕

李振华：宣肺消肿汤

【组成】麻黄9g，生石膏27g，杏仁9g，生桑白皮15g，连翘12g，金银花15g，白茅根30g，茯苓皮15g，桔梗9g，牛蒡子9g，天花粉12g，泽泻12g。

【功效】宣肺止咳，清热利水。

【主治】水肿，阳水，风热壅肺证。多见于急性肾炎，症见眼睑及面部浮肿，发热有汗，气逆咳嗽，口渴，咽喉肿痛，小便短少，尿色黄赤，腰部疼痛，舌质红、苔黄腻，脉浮数。

【用法】水煎服，每日1剂，分2次服。

【经验】李老认为，本证系外感风热，内壅于肺，肺气失宣，不能通调水道而致水肿。方中麻黄、杏仁、桑白皮宣肺止咳，通调水道；生石膏、连翘、金银花辛凉透表而清肺热；桔梗、牛蒡子、天花粉清利咽喉、消肿止渴；茯苓皮、泽泻、白茅根淡渗利水，清热止血，适用于急性肾炎风水证偏风热者。有学者认为麻黄辛温，风热不宜，李老认为水为阴邪，借麻黄之辛温，方能宣通肺气，且麻黄入太阳之府走膀胱，又能温化膀胱，行气利水；同时方中重用生石膏，其味辛寒，不仅清肺散热，又能抑制麻黄走表发汗而促使入肺宣通肺气。若汗多者，加黄芪15～30g以益气固表。李老认为本证系风热壅肺，影响肺之通调水道，形成水肿，故选用本方寒温并用，互相制约，共奏佳效。〔李郑生，郭淑云.国医大师李振华[M].北京：中国医药科技出版社，2011，218-222〕

李辅仁：肾复康汤

【组成】生黄芪15g，石韦10g，白茅根30g，党参15g，杜仲10g，川续断10g，墨旱莲10g，泽泻12g，丹皮10g，枸杞子12g，桑寄生15g，薏苡仁30g，女贞子10g。

【功效】补肾强身，健脾利湿。

【主治】水肿。多见于老年慢性肾炎、肾盂肾炎等，症见腰酸腿软，气短神疲，面目虚浮，下肢浮肿等。

【用法】水煎服，每日1剂，分2次服。

【经验】李老认为，老年慢性肾炎以肾虚为本，治疗时须首先把握老年元气虚衰的特点。本病病机的关键在于肾藏泄失常，也就是当藏不藏，当泄不泄，其本在肾，又与肝脾密切相关。本方以养阴固肾、阴阳双调为治疗法则。临床常见采用温阳利水、固精敛涩、活血化瘀，或攻下、发汗等法治疗，但对于老年慢性肾炎患者不宜过用上法，因更易伤其阴，有时虽也见效，但不能根治。李老曾治疗一位78岁慢性肾炎患者，经其他医院用攻下法治疗，结果浮肿加重，尿蛋白（++++），红细胞也增多，冠心病复发，经用肾复康汤配方治疗，养阴固肾，调整阴阳，只用2周调治，尿蛋白、红细胞均消失，浮肿消退，冠心病好转。另外，李老强调活血药可以用，但不宜用量过大，更不可久用，否则会使红细胞增多，病情发展，医者应仔细体会。〔刘毅，李世华．李辅仁治疗老年病经验［M］．北京：中国中医药出版社，2004，96-97〕

何 任: 济生肾气丸加减

【组成】干地黄15g，茯苓皮20g，山药12g，淡附子6g，肉桂4g，车前子10g，泽泻20g，丹皮10g，山茱萸20g，黄芪20g，地骷髅15g，陈葫芦壳15g，冬瓜皮30g，牛膝10g。

【功效】温肾利水，渗湿消肿。

【主治】水肿。多见于慢性肾小球肾炎。症见浮肿，痞满，腹胀，口渴，纳差，尿少等。

【用法】水煎服，每日1剂，分2次服。

【经验】何老认为，辨治肾性水肿应先分其虚实，虚证多见脾肾阳虚不能运化水湿，当以温肾、健脾、益气、通阳为法；实证多由外邪侵袭，肺失宣降，三焦决渎无权，膀胱气化失常所致，当施以疏风、宣肺、利湿、逐水各法。然病证往往虚实互见，则应兼顾之。其次，临床还当以阴阳为纲，如阳水多因风邪外袭，发病较急；阴水多为脾肾亏虚，气化不利。而两者亦可相互转化，不可不察。肾小球肾炎多以浮肿、小便变化为其主要特征。而浮肿多为肺、脾、肾三者功能失调引起气化障碍，水湿内停肌肤所致，故常以益肾为主，以济生肾气丸为基本方，佐以治标消肿药陈葫芦壳、冬瓜皮等，颇能起到益肾、利尿、消肿的效果，且副作用极少。〔何任. 肾膀胱病证诊治说略［J］.浙江中医学院学报，2003（6）:18-20〕

张 琪：加味越婢汤

【组成】麻黄 15g，生石膏 50g，苍术 10g，杏仁 10g，甘草 7g，生姜 15g，红枣 3 枚，西瓜皮 50g，红小豆 50g，车前子 25g（布包）。

【功效】宣肺解表，利水清热。

【主治】水肿，风寒犯肺，肺气不宣，水气不行证。多见于慢性肾炎急性发作或肾病综合征，症见面目浮肿或周身浮肿，尿少黄赤，咽喉肿痛，恶寒、发热、头痛、咳嗽、气喘，舌尖赤，苔薄白，脉滑或滑数。

【用法】水煎，每日 1 剂，分 2 次服。

【经验】张老认为，肺为水之上源，肺气不宣则水道不利，故用麻黄宣肺气而解表，杏仁降肺气；苍术燥湿，生姜、红枣温脾除湿，湿气除则脾得健运；西瓜皮、车前子、红小豆利水清热；重用石膏以清肺热，与麻黄合用，一宣一清，共奏宣发肃降之效。辨证加减：肿甚者，麻黄可重用至 15～20g；并发咽喉肿痛者，加山豆根、白花蛇舌草、七叶一枝花（重楼）、射干；兼发疖肿、脓疱疮者，选加蒲公英、金银花、连翘、苦参、蝉蜕等；血尿重者，选加生侧柏叶、生贯众、生地榆、大小蓟、白茅根等。〔张琪，张佩清，朱永志，等.张琪临证经验荟要［M］.北京：中国中医药出版社，1992，85-87〕

张 琪: 麻辛附子桂甘姜枣汤加味

【组成】麻黄 15g, 附子 15g, 生石膏 50g, 苍术 20g, 细辛 7g, 桂枝 15g, 鲜姜 15g, 红枣 5 枚。

【功效】宣肺温肾, 清热利水。

【主治】水肿, 肺气不宣, 肾阳虚衰证。主要用于既有肺气不宣之风水, 又具肾阳衰微、水气内停之水肿证。见于慢性肾病周身浮肿或头面及上半身肿甚, 小便不利, 畏寒肢冷, 周身酸楚, 面色㿠白, 舌苔白滑, 脉沉或弱。

【用法】水煎服, 每日 1 剂, 分 2 次服。

【经验】张老认为, 症见周身浮肿, 伴有面色苍白、小便不利, 其主要病机为肾阳亏虚, 开阖失司, 水气内停; 症见咳嗽、喘息、畏寒、周身肢节酸痛等, 其主要病机为肺卫不利。本方麻黄宣肺利水, 细辛入少阴温肾除水, 桂、姜、枣温运脾阳, 乃肺、脾、肾合治之方, 张老认为此证多夹有热邪, 故用生石膏以清热; 桂枝、苍术、大枣温脾除湿; 附子温肾助阳。关键在于麻黄、附子合用, 一宣肺祛风邪, 一温肾阳, 为本方主药。辨证应用: 如水肿重者, 可加椒目入肺、脾、膀胱经, 助行水消水之功; 如水肿顽固, 或反复发作可加益母草活血利水; 高度水肿不能平卧时, 可加入葶苈子、冬瓜皮等以助其利水消肿之功效。诸药相合, 使肺气得宣而肾阳得补, 水湿得除而病情向愈。〔孙元莹, 王暴魁, 姜德友.张琪治慢性肾小球肾炎经验——水肿〔N〕.中国中医药报, 2006-03-08（06）〕

张　琪：疏凿饮子加味

【组成】槟榔20g，商陆15g，茯苓皮15g，大腹皮15g，椒目15g，红小豆50g，秦艽15g，羌活10g，泽泻15g，姜皮15g，车前子15g（布包），萹蓄20g，海藻30g，二丑各20g（碎）。

【功效】发表，利尿，泻下。

【主治】水肿，水邪夹热弥漫三焦，水热壅结证。见于慢性肾炎、肾病综合征高度水肿，头面遍身皆肿，脘腹胀满，尿黄浊量少，大便闭结，口舌干燥而渴，舌质红、苔白厚腻，脉沉滑或沉数有力。

【用法】文火水煎，每日1剂，分2次服。

【经验】张老认为，三焦为水液代谢的枢纽，三焦功能通调，则水液分布代谢正常，反之感受外邪，饮食内伤，气滞不调，则三焦水湿热邪郁结不得输布，出现周身上下水肿。本方特点为表里上下分消水湿、湿热，使邪无滞留余地。诸皮类药行水于表；商陆、椒目、槟榔散结行水于里；羌活、秦艽疏风解表，除湿于上；红小豆、泽泻、车前子、萹蓄泻热利水于下。再加海藻软坚消肿以治大腹水肿，二丑攻逐水饮。诸药合用，发汗利小便通大便，表里上下分消其水，为治水肿之重剂，尤适用于肾病湿热壅滞三焦之高度水肿。

〔孙元莹．张琪教授治疗水肿的经验［J］．吉林中医药，2006，26（12）：14-16〕

张　琪：中满分消饮

【组成】川厚朴 15g，枳实 15g，黄连 10g，黄芩 15g，半夏 15g，陈皮 15g，知母 15g，泽泻 15g，茯苓 10g，砂仁 l0g，干姜 10g，姜黄 5g，人参 10g，白术 15g，猪苓 15g，甘草 10g。

【功效】清热利湿和中。

【主治】水肿，脾胃湿热证。多见于慢性肾炎之顽固性水肿，症见脘腹胀满，呕恶不食，口苦口干，小便短赤，舌质红、苔黄腻或白腻而干，脉滑。

【用法】水煎服，每日 1 剂，分 2 次服。

【经验】本方为李东垣治中满热胀之方，方中人参、白术、茯苓健脾祛湿；干姜、砂仁温脾阳以燥湿；四苓汤以淡渗利湿；二陈汤化痰湿，除湿浊，脾阳健而清阳升；黄连、黄芩苦寒清胃热，除痞满；知母滋阴，协同芩、连清热，热清则浊阴降，清升浊降则胀满自除，脾胃和则肝气得以乘之；枳实、厚朴、姜黄平肝解郁，行气散满。本方以四君、四苓、二陈、泻心等合方组成；看似药味复杂，实则配伍严谨。张老总结，此方亦可用于慢性肾病脾胃不和证，如脘腹胀满、纳呆、口苦、尿少黄赤、舌干苔腻等湿热中阻证候，疗效亦佳。〔张佩青.张琪教授辨治慢性肾病的经验（一）〔J〕.中国临床医生，2000，28（2）：22-25〕

张 琪：中满分消汤

【组成】厚朴15g，炙川乌10g，吴茱萸10g，当归15g，麻黄7.5g，半夏15g，升麻5g，木香7.5g，干姜10g，草果仁10g，党参20g，黄芪30g，茯苓15g，泽泻15g。

【功效】温中散寒除湿。

【主治】水肿，寒湿凝聚中焦运化失职，水湿潴留，以腹水为主之证。见于慢性肾病周身浮肿，脘腹膨隆胀满，面㿠形寒，四肢厥冷，尿短少，呕恶纳少，舌淡嫩、苔白滑，脉沉缓或沉迟。

【用法】水煎服，每日1剂，分2次服。

【经验】本方源自李东垣治中满寒胀之方，张老用于肾病水肿收效颇佳。方中川乌、干姜、吴茱萸、草果温脾除寒湿；当归补血和血；党参、黄芪益中气补脾胃；茯苓、泽泻淡渗利湿；厚朴、木香开郁理气；升麻升阳；麻黄辛温宣通。全方集温散寒湿、淡渗利湿、益气健脾、开郁理气于一体，消中有补，降中有升，相反相成，以达上下分消之目的。张老通过多年临床实践证明，本方对寒湿困脾、水湿潴留之水肿腹胀满等效果尤佳。〔张佩青.张琪教授辨治慢性肾病的经验（一）［J］.中国临床医生，2000，28（2）：22-25〕

张 琪：加味牡蛎泽泻饮

【组成】牡蛎 20g，泽泻 20g，葶苈子 15g，商陆 15g，海藻 30g，天花粉 15g，常山 15g，车前子 15g（布包），五加皮 15g。

【功效】清利湿热，散结逐饮。

【主治】水肿，湿热壅滞于下焦，气化失常，水湿泛滥证。症见腰以下及膝胫足踝肿甚，阴囊肿大，小便不利，尿色黄赤，舌苔白腻或黄腻，脉沉滑有力。

【用法】水煎服，每日 1 剂，分 2 次服。

【经验】本方由《伤寒论》牡蛎泽泻散加味而成。《伤寒论·阴阳易瘥后劳复病》云："大病瘥后，从腰以下有水气者，牡蛎泽泻散主之。"张老认为慢性肾病虽非大病瘥后，但其反复发作、湿热壅滞于下为应用本方的依据。方中牡蛎、海藻软坚散结，清利湿热；常山、葶苈子、商陆逐水饮，化痰浊；尤以天花粉配牡蛎、泽泻、车前子、五加皮，既可养阴清热散结，又能利水逐饮，更能益胃生津，能防止商陆、常山攻逐过甚而伤阴液，又能协助牡蛎软化水结，以奏利尿消肿之功。〔张琪，张佩清，朱永志，等.张琪临证经验荟要〔M〕.北京：中国中医药出版社，1992，91〕

张　琪：花粉瞿麦汤

【组成】天花粉20g，瞿麦20g，山药20g，附子10～15g，茯苓20g，麦冬15g，知母15g，泽泻20g，黄芪10g，桂枝15g，甘草15g。

【功效】温肾利水，清热生津。

【主治】水肿。主要用于慢性肾炎、肾病综合征久病不愈，或屡用肾上腺皮质激素而见寒热夹杂、上热下寒之水肿证。症见周身浮肿，尿少，腰酸痛，口干渴，咽痛，畏寒肢冷，四肢困重，大便不实，舌质红、苔白干，脉沉或滑。

【用法】水煎服，每日1剂，分2次服。

【经验】本方由《金匮要略》瓜蒌瞿麦丸加味而成。《金匮要略·消渴小便不利淋病脉证并治第十三》云："小便不利者，有水气，其人若渴，瓜蒌瞿麦丸主之。"原方由瓜蒌根（天花粉）、瞿麦、附子、山药、茯苓组成，有清上之燥热、温下之虚寒、助气化利小便之功效。张老认为本方最适用于慢性肾病水肿患者，属肾阳亏虚，水气不行，肺中燥热之上热下寒证。因此在原方基础上加麦冬、知母以助天花粉清热生津之力，加泽泻以助茯苓利水祛湿，加桂枝助附子通阳化气以行水，加生黄芪、甘草补脾气助运化。诸药合用，寒温并施，融清上、温下、补中于一方，使肺、脾、肾功能协调，故能于错综复杂的病机中取效。〔张佩青.张琪教授辨治慢性肾病的经验（一）[J].中国临床医生，2000，28（2）：22-25〕

张 琪：茯苓利水汤

【组成】茯苓 30g，猪苓 20g，木瓜 10g，槟榔 20g，泽泻 20g，白术 20g，紫苏 15g，陈皮 15g，木香 10g，党参 20g，海藻 30g，麦冬 15g。

【功效】健脾、行气、利水。

【主治】水肿，脾虚不运，气滞水蓄之腹水证。症见腹胀腹满，周身浮肿，小便不利，神疲，面苍白，食少纳呆，腰痛乏力，大便溏泄，舌质淡、苔白滑或白腻，脉沉紧或沉弱。

【用法】水煎服，每日 1 剂，分 2 次服。

【经验】方中茯苓、猪苓、泽泻利水；槟榔、木香、海藻、紫苏理气，水与气同出一源，气顺则行，气滞则水停；党参、白术、茯苓在益气健脾扶助脾胃的基础上，与理气利水之剂合用，消补结合，故奏效甚佳。如兼肾阳虚，畏寒肢冷便溏者，加入附子、肉桂以扶助肾阳。〔张琪，张佩清，朱永志，等．张琪临证经验荟要［M］．北京：中国中医药出版社，1992，91〕

张　琪：坤芍利水汤

【组成】益母草50g，赤芍20g，茯苓20g，泽泻15g，桃仁15g，红花15g，白花蛇舌草50g，萹蓄20g，瞿麦20g，甘草10g。

【功效】活血化瘀，利水消肿。

【主治】水肿。水停日久、瘀血阻滞，或病久入络、瘀血内阻、气化不利、水湿内停之证。多见于慢性肾病，症见浮肿屡治不消，面色晦暗，腰痛如刺或痛处固定，舌质紫暗或有瘀点瘀斑，脉细涩。

【用法】水煎服，每日1剂，分2次服。

【经验】本方益母草活血祛瘀，利水消肿，配合赤芍、桃仁、红花助活血祛瘀之力，配合茯苓、泽泻、瞿麦、白花蛇舌草、萹蓄加强利水之功，诸药合用，对慢性肾病水肿日久不消，伴有血瘀见症者效果尤为明显。〔张佩青. 张琪教授辨治慢性肾病的经验（一）〔J〕. 中国临床医生，2000，28（2）：22-25〕

张 琪：真武汤合参麦饮加味

【组成】附子 25g（先煎），茯苓 30g，白芍 25g，生晒参 15g，白术 15g，麦冬 15g，五味子 15g，益母草 15g，红花 15g，桃仁 15g，生姜 15g，甘草 15g。

【功效】温肾健脾，活血利水。

【主治】肾源性水肿，阴水，脾肾阳虚夹有瘀血证。症见周身水肿，腰以下肿甚，按之凹陷，或水肿时轻时重，反复不愈，尿少腰痛，畏寒肢冷，纳少便溏，脘腹胀满，舌体淡胖，舌质淡、苔白滑，脉沉细，或同时伴有面色晦暗，舌质紫有瘀斑，脉沉涩等。

【用法】水煎服，每日1剂，分2次服。

【经验】本方附子温肾助阳；生晒参、白术、茯苓、甘草益气健脾；白芍、五味子、麦冬敛阴滋阴，附子、生晒参、白术、生姜均为辛燥温热之药，故用敛阴滋阴之剂辅助顾护阴液，以防止其热燥伤阴；高度水肿，循环受阻，用益母草活血利水，桃仁、红花活血散瘀，与温热药合用以改善血行以及肢体末端循环。现代文献报道，长期大剂量用单味益母草有一定的肾毒性，张老临床善用益母草与其他活血药配伍应用，治愈大量肾病患者，并未发现不良现象。〔孙元莹，吴深涛，王暴魁.张琪教授治疗水肿的经验［J].吉林中医药，2006，26（12）：14-16〕

张 琪：木香流气饮加减

【组成】生晒参15g，白术20g，茯苓20g，甘草10g，陈皮15g，半夏15g，丁香10g，木香7g，枳实15g，厚朴15g，槟榔15g，香附15g，草果仁10g，青皮15g，大黄10g，肉桂7g。

【功效】健脾强胃，温肾助阳，疏肝理气，泻热利湿。

【主治】水肿，气滞水蓄，水气同病之证。症见大腹膨胀，四肢肿胀，面目虚浮，两胁作痛，小便不利，大便闭结，呕吐少食，口苦咽干，舌苔白厚腻或稍黄，脉滑而有力。

【用法】水煎服，每日1剂，分2次服。

【经验】本方由《太平惠民和剂局方》之木香流气饮衍化而成。张老认为水积则气郁，气水互结，阻遏三焦，不得运作，故症见大腹膨满，四肢肿胀；气不得行则两胁作痛；木气侮土，脾失健运，故症见脘腹胀满，小便不利，大便闭结等。方中六君子汤健脾胃，除痰湿；丁香、肉桂、草果仁温振脾阳；枳实、厚朴、槟榔、香附、青皮、木香疏郁理气以醒脾；大黄清泻胃热以利湿浊。患者服药后尿量增多，排气增多，腹部胀满随之宽松，水肿随之减轻，直至消退，尿蛋白也随着水肿的消退而逐渐减少。〔孙元莹，吴深涛，王暴魁.张琪教授治疗水肿的经验［J］.吉林中医药，2006，26（12）：14-16〕

张灿玾：茯苓导水汤

【组成】茯苓 10g，泽泻 6g，桑白皮 10g，木香 6g，砂仁 6g，陈皮 6g，白术 6g，紫苏梗 6g，大腹皮 10g，槟榔 6g，麦冬 6g，木瓜 6g。

【功效】行气化湿，利水消肿。

【主治】水肿。多见于肾炎，症见小便短少，一身悉肿，舌红苔白而滑润，六脉俱沉。

【用法】水煎服，每日 1 剂，分 2 次服。

【经验】张老认为，水肿病除鼓胀水肿或水气凌心者外，大多与肺、脾、肾三脏相关，肺居上焦，为水之上源；脾居中焦，司水之运化；肾居下焦，与三焦、膀胱相表里。若三脏气化正常，则水道通，水道通则津液布、浊液排，三焦既为决渎之官，又可通会元真之气。故肺、脾、肾三脏所致之水肿，既需利其水道，更需促其气化也。急性重症水肿先用五皮饮，意在先利其皮腠之水，使水归沟渠，然力有不足，复以茯苓导水汤治之。本方非专行利水，乃气水兼行，上中下三焦兼顾者也。如桑白皮、麦冬者，有清金下水之功（《药性论》云：麦冬主大水面目肢节浮肿）；茯苓、泽泻等，利下焦之水道；砂仁、广木香、陈皮、苏梗等，理中焦之气机，另与众药为伍，非专取利水之药而水自行，气机运转则水道通，故治水勿忘行气，意在于此。茯苓导水汤方，原载《普济方》，方有猪苓，无麦冬，张老今所用方，为《医宗金鉴·杂病心法要诀·肿胀》所载。最后以香砂六君子汤收功，固三脏之气，行运化之机也。〔张灿玾.张灿玾医论医案纂要［M］.北京：科学出版社，2009，279〕

张灿玾：济生肾气丸

【组成】熟地黄 10g，山茱萸 6g，山药 6g，丹皮 6g，茯苓 6g，泽泻 6g，川牛膝 6g，车前子 6g，附子 3g，肉桂 3g。

【功效】和胃醒脾，温肾利水。

【主治】水肿，水气横溢，三焦不通证。症见一身悉肿，食欲不佳，少食即吐，小便短少，精神不振，面目肿胖，腹胀不适，呼吸短促，舌体胖大、质淡红、苔薄白滑润，脉沉迟有力。

【用法】水煎服，每日 1 剂，分 2 次服。

【经验】张老认为，水肿之病虽与三焦决渎之官有关，然大多系肺、脾、肾三脏之气化失职。《素问·经脉别论》云："饮入于胃，游溢精气，上输于脾，脾气散精，上归于肺，通调水道，下输膀胱，水精四布，五经并行，阴阳揆度，以为常也。"《灵枢·本脏》云："肾合三焦膀胱，三焦膀胱者，腠理毫毛其应。"又《金匮要略》卷上第一云："腠者，三焦通会元真之处，为血气所注；理者，是皮肤脏腑之文理也。"皆为论述水液运行之正常机制。水气为病，则必致上述诸脏之气化功能失调，失其对水液运化之所司，外现水液代谢紊乱，水气留滞，发为肿胀也，故治病必求之于本，以肾气丸补下焦之阳虚。济生肾气丸方源自《金匮要略·妇人杂病》"治妇人转胞不得溺方"，即后世所谓"桂附地黄丸"，宋代严用和《济生方》加川牛膝、车前子，名"加味肾气丸"，治肾虚腰重脚肿，小便不利，改桂枝为官桂。至清代张璐《张氏医通》卷十六，则名"济生肾气丸"，治肾气不化，小便涩数。本方川牛膝引药下行，以通水道；加车前子以利三焦、膀胱，导水外出，为病求去路。〔张灿玾. 张灿玾医论医案纂要［M］.北京：科学出版社，2009，281〕

张学文：益肾化瘀利水汤

【组成】茯苓15g，猪苓10g，泽泻10g，白术12g，桂枝10g，丹参15g，川牛膝12g，桑寄生15g，山楂12g，益母草30g，白茅根30g，通草10g。

【功效】益肾化瘀，利水消肿。

【主治】水肿，阴水，肾虚血瘀证。多见于慢性肾小球肾炎、慢性肾盂肾炎、肾病综合征等，症见下肢及全身浮肿，腰膝酸软，小便不利，困倦乏力，脸色发暗，脘腹闷胀，舌瘀暗，脉沉涩者。

【用法】水煎服，每日1剂，分2次服。

【经验】张老认为，肾虚血瘀是诸多疾病过程中的一个共同病机，血气不利则为水，水阻则血不行，故水肿病证中，许多证候与血瘀密切相关。且肾虚蒸化无力，水湿易于停蓄，所以肾虚、血瘀、水停三者常同时存在，特别是在一些久治不愈的肾病患者中，尤为常见。方中以五苓散为基础，化气健脾利水，加川牛膝、桑寄生益肝肾，丹参、山楂、益母草活血化瘀利水，白茅根清热利水而不伤阴。辨证加减：阴虚者加阿胶、女贞子；气虚者加生黄芪；气滞腹胀者加大腹皮、槟榔等。下肢浮肿，困倦乏力，脘腹胀闷疼痛，舌瘀暗，脉结代等心阳虚弱、水湿血瘀所致者，常用真武汤合丹参、桃仁、黄芪、白茅根；肾阳不足者投以金匮肾气汤加丹参、白茅根、杜仲等；气滞水停者以柴胡疏肝散合五苓散加丹参等；阳水面目浮肿（如急性肾小球肾炎等）属风邪遏肺、三焦气机不利者，以越婢加术汤加丹参、云茯苓、车前子、连翘；肺气虚寒，水道不利者，以苓甘五味姜辛汤加丹参等。〔解建国.张学文教授妙用丹参经验介绍〔J〕.新中医，1992（8）：1-3〕

张镜人：越婢汤加减

【组成】水炙麻黄5g，生石膏15g（先煎），生白术9g，水炙甘草3g，生姜2片，大枣3枚。

【功效】发表除湿。

【主治】水肿，风水泛滥证。

【用法】水煎服，每日1剂，分2次服。

【经验】"风水"名称首见于《素问》，因其未阐明治法，后世多宗《金匮要略》主用越婢加术汤。但《素问》阐述的病机实与《金匮要略》不尽相同。张老认为，风水泛滥，多由肾虚汗出逢风，或外感风邪，肺失治节所致。少阴属肾，肾上连肺。劳伤肾气，汗出腠理疏松，风邪乘袭，内合太阴，以及客风犯肺，治节不行，均能影响水道通调，水湿潴留与外风相搏，鼓荡上逆，泛溢肌肤，故临床表现为浮肿起自目睑头面，继而肿势漫延全身。张老在临证中体会，肾虚汗出逢风的证候，浮肿每易反复，不似纯属肺经受风所致的风水，症轻易愈。张老引《素问·水热穴论》"勇而劳甚则肾汗出"之说提醒后人，唯其"本之于肾"，真气亏损，脾运少健，输化无权，风去湿留，常迁延为患，宜取防己黄芪汤酌加山药、扁豆、黑大豆、茯苓皮等补气行水，健脾益肾。〔张镜人.水肿的辨证和治疗［J］.中医杂志，1982（10）：58-60〕

张镜人：四苓散加减

【组成】茯苓 9g，猪苓 9g，泽泻 9g，炒白术 9g，香扁豆 9g，陈皮 9g。

【功效】渗湿培土。

【主治】水肿，水湿浸渍证。

【用法】水煎服，每日 1 剂，分 2 次服。

【经验】张老认为，水湿浸渍的病因多因涉水冒雨，居处卑湿所致，湿邪水气内侵，浸淫肌肉，太阴受累，故临床表现为全身水肿，腹部及下肢更甚，按之没指，小便短少，身重倦怠。《金匮要略·水气病脉证并治》曰："脾水者，其腹大，四肢苦重，津液不生，但苦少气，小便难。"浊阴凝滞，胃失和降，故纳呆泛恶；气不化津，故口渴；舌苔白腻，示中焦湿重；脉濡缓，示脾困运弱。对于腹部及下肢的肿胀为甚者，治湿宜淡渗，兼以培土，土强自可胜湿退肿。本方四苓散即五苓散去桂枝，由于外无恶寒、发热、身痛之表证，故不取桂枝；内无眩悸、吐利之里证，故不取肉桂。酌加扁豆、陈皮健脾和中。〔张镜人.中华名中医治病囊秘·张镜人卷［M］.上海：文汇出版社，1998，83-87〕

张镜人：木通散加减

【组成】木通 3g，泽泻 12g，陈皮 9g，陈葫芦 30g，瘪竹（枯死的幼竹）15g，猪苓 9g，汉防己 9g，白茅根 30g。

【功效】清热利湿。

【主治】水肿，湿热壅盛证。

【用法】水煎服，每日 1 剂，分 2 次服。

【经验】张老认为，湿热壅盛的病因多由湿阻气机，三焦决渎不利，聚水郁而化热所致，水湿壅遏经隧，流散肌肤，故临床表现为面身浮肿，证属阳水。《玉机微义》谓："故诸水肿者，湿热之相兼也，如六月湿热太甚，而庶物隆盛，水肿之象明可见矣。"脾胃升降乖常，故脘腹痞闷，膀胱输化无权，故小溲短赤，舌苔黄腻，示湿热；脉沉数，示热蕴水停。《金匮要略》说："脉得诸沉，当责有水。"今见沉数，则必兼郁热，湿热交遏，三焦决渎失司，因而引起水肿，方书多主疏凿饮子。《济生方》称其"治水气，通身洪肿，顺呼气急，烦躁多渴，大小便不利，服热药不得者。"这与湿热为患，仅见面身浮肿、小溲赤涩的证候，殊有轻重缓急的区别，张老认为《太平圣惠方》的木通散最为适宜，可去海蛤加陈皮、鸭跖草、白茅根，使湿去热清，水肿自愈。〔张镜人.水肿的辨证和治疗［J］.中医杂志，1982（10）：58-60〕

张镜人：真武汤合实脾饮加减

【组成】制附子 9g，淡干姜 3g，茯苓 9g，生白术 9g，制川厚朴 3g，草豆蔻 3g，炙甘草 3g，广木香 5g，大腹皮 9g，泽泻 12g。

【功效】温阳实脾。

【主治】水肿，阴水，脾肾阳虚证。

【用法】水煎服，每日 1 剂，分 2 次服。

【经验】张老认为，脾肾阳虚的病因多由真阳虚弱，气不化水所致，阳衰失于温运，水湿泛滥，故临床表现为肢体浮肿，腰以下更甚，按下凹陷不起；运化少健，饮食难消，故脘闷腹胀，纳减便溏；下焦阴盛，关门常阖，故身半以下浮肿明显，小溲量少；肾气衰惫，转摇不能，故腰膝痠重；命门式微，寒从内生，故四肢厥冷；舌淡白而润，示阳虚水泛；脉沉细，示里寒。脾气得温则运，得寒则滞；肾气从阳则开，从阴则阖。命门火衰，阳虚寒胜，脾舍堙塞，开阖不利，于是水气盈溢，渗泄皮肤，流遍四肢，通身洪肿，即临床所称的阴水。《医宗金鉴》指出："夫人一身，制水者，脾也，主水者，肾也，肾为胃关，聚水而从其类者；倘肾中无阳，则脾之机枢虽运，而肾之关门不开，水虽欲行，孰为之主？故水无主制泛溢妄行而有是证也。"治法宜温阳崇土，抑遏泛滥，真武当属首选。然必土旺乃得其政，脾实始能制水。〔张镜人.水肿的辨证和治疗［J］.中医杂志，1982（10）：58-60〕

张镜人：猪苓汤合六味地黄汤加减

【组成】猪苓12g，茯苓9g，阿胶6g（烊入），滑石12g，泽泻12g，生地黄9g，炒山药9g，赤芍12g，丹皮9g，麦秆草（小麦干燥去叶的茎）30g，陈葫芦30g。

【功效】滋阴利水。

【主治】水肿，阴虚水溢证。

【用法】先用麦秆草、陈葫芦二味煮汤代水煎药，日1剂，分2次服。

【经验】张老认为，阴虚水溢，多由阴液耗伤，相火溢水所致。命门相火，上寄肝胆，肾阴不足则相火妄动，肺因热灼，治节不行，水受火激而泛滥，故临床表现为腹膨脐突，青筋暴露，四肢浮肿，小便短涩。《证治汇补·水肿》云："故水肿有属阴虚者，肺金不降而浮肿，其症腹大脐肿，腰痛足硬，小水短涩，咳嗽有痰，不得卧倒，面赤口渴，但饮食知味，大便反燥，此水附龙起，相火溢水故也。"热扰心神，故烦躁谵妄；络损血瘀，故皮肤出现丝状红缕；舌质红绛，示液涸阴亏；脉细弦数，示肝虚热灼。阴虚水肿，其病因总属肝肾亏损，其特征为腹大脐肿。临床治疗时多有顾忌，因为育阴则碍湿，利湿则伤阴，温则动血，寒则滞气。唯仲景猪苓润剂参以六味，庶几合度。张景岳曾指出："凡辛香燥热等剂，必所不堪，宜用六味地黄汤加牛膝、车前、麦冬之类，大剂与之。"可谓深得此中要旨，民间用麦秆草、陈葫芦，对宽胀消肿，亦有一定效果，张老亦感叹单方之功不容忽视。〔张镜人.水肿的辨证和治疗［J］.中医杂志，1982（10）：58-60〕

张镜人：萆薢分清饮加减

【组成】川萆薢 15g，瞿麦 15g，薏苡仁 30g，玉米须 10g，泽泻 12g，陈皮 9g，陈葫芦 30g，瘪竹（枯死的幼竹）15g，猪苓 9g，汉防己 9g，白茅根 30g。

【功效】清热利湿解毒。

【主治】水肿，湿热壅滞，决渎不利证。多见于肾病综合征，症见全身浮肿，口苦口黏，口干不欲饮，咽痛，或痤疮感染，或皮肤继发疖肿，小便短涩，大便不畅，舌尖边红、苔黄腻或薄黄，脉弦数。

【用法】水煎服，每日 1 剂，分 2 次服。

【经验】张老认为，肾病综合征初期应以全身水肿、口苦口腻、舌苔黄腻为辨证要点。患者往往病情缠绵，水肿、蛋白尿顽固不消，加之用大剂量激素治疗的过程中，免疫功能下降且容易感染而常出现咽痛、皮肤疖肿、小便短涩等症。其病机多为湿阻气机，三焦决渎不利，聚水郁而化热。水湿壅遏经隧，流散肌肤，故面身浮肿；湿热上扰则口苦口腻，皮肤疖肿；湿热下注，膀胱气化不利，肠道气机不畅，则小便短涩，大便秘结；舌尖边红、舌苔黄腻，脉弦数，均为湿热内盛之征。故张老主张应用《医学心悟》的萆薢分清饮加减治疗湿盛热壅之肾病综合征水肿，收获良多。辨证加减：咽痛者，加野荞麦根 30g，挂金灯 15g；痤疮、皮肤痈疖者，加连翘 10g，金银花 10g；大便秘结者，加全瓜蒌 30g（打），望江南 15g；湿盛口腻者，加佩兰梗 10g。〔张亚声，翁雪松，陆瑛瑛.张镜人教授治疗肾病综合征的经验［J］.中西医结合学报，2004（6）：425+439］

张镜人：参苓白术散加减

【组成】党参10g，白术10g，茯苓10g，陈皮10g，山药10g，扁豆10g，薏苡仁30g，大腹皮10g，莲须3g。

【功效】健脾益气，清热利湿。

【主治】水肿，脾气虚损，水湿泛滥证。多见于肾病综合征，症见面浮肢肿，倦怠乏力，腹胀，身体沉重，纳少便溏，舌质淡胖、苔白滑、脉沉缓，以浮肿合蛋白尿为主者。

【用法】水煎服，每日1剂，分2次服。

【经验】张老根据"肾者主水，受五脏六腑之精而藏之"，认为肾司开阖，开阖适度，则水液循行有序，而肾气固密，精微藏而不失。脾肾两虚，势必影响精微的摄取和精气的固密，导致蛋白尿。且"肾为胃关，关门不利，故聚水而从其类"。故临床以参苓白术散（《和剂局方》）加益肾、清湿热之品治疗，常获良效。辨证加减：蛋白尿明显者，加石韦30g，薏苡仁根30g，大蓟根30g；水肿甚者，加生黄芪10g，泽泻30g，瘪竹15g；便溏甚者，加焦楂炭10g，炮姜炭10g。尿常规见白细胞加连翘10g，银花藤30g；见红细胞加仙鹤草30g，贯众炭10g；见尿蛋白加莲须3g，芡实12g，薏苡仁根30g，大蓟根30g，石韦15g；见管型尿加扦扦活30g。〔张亚声，翁雪松，陆瑛瑛.张镜人用参苓白术散的独到经验［J］.上海中医药杂志，2000（11）：10-11〕

张镜人：保真汤加减

【组成】太子参9g，白术9g，茯苓9g，怀山药9g，泽泻30g，
芡实9g，莲须3g，薏苡仁根30g，石韦15g，大蓟根30g。

【功效】补益脾肾，通利水湿。

【主治】水肿，脾肾两虚，湿浊潴留证。多见于肾病综合征，症
见全身皆肿，腰以下尤甚，或伴胸水、腹水，小便不利，面色苍白，
头晕，腰酸，神倦乏力，纳差便溏，舌体胖大、舌质淡、苔薄白，
脉沉细。

【用法】水煎服，每日1剂，分2次服。

【经验】张老认为，脾气虚则清不升而浊不降，肾气亏则封藏
精气功能失职，渐致血浆白蛋白偏低，胆固醇反高，尿蛋白大量丧
失。张老根据"无阴则阳无以化，无阳则阴无以生"及"湿从热化"
之理论，主张"脾肾同治，气阴兼顾，湿热两清"。保真汤源自《证
治准绳》，由人参、黄芪、白术、甘草、茯苓、五味子、当归、生地
黄、熟地黄、天冬、麦冬、柴胡、黄柏、知母、地骨皮、莲心、陈
皮、姜、枣等药组成。张老认为原方中五味子嫌涩敛，熟地黄嫌腻
补，天冬、麦冬嫌润，知母、黄柏与地骨皮嫌凉，恐壅滞水湿浊邪，
故主张均宜去之，并将人参易为孩儿参，莲子易为莲须，再增芡实、
山药平补脾胃，薏苡仁根、石韦、大蓟根、泽泻清化湿热，每获桴
鼓之效。辨证加减：腰酸甚者，加炒川断15g，炒杜仲15g；胸腹
水者，加地骷髅10g，瘪竹15g，陈麦秆15g，腹水草15g；镜检血
尿或气阴亏损者，加女贞子9g，墨旱莲15g，生地炭10g，仙鹤草

30g；湿热伤络者，加荠菜花 30g，小蓟草 30g，白茅根 30g。蛋白尿：脾肾虚弱者，加黄芪 15g，怀山药 10g，山茱萸 10g，莲须 3g，芡实 10g，炒杜仲 15g；湿热蕴积者，加薏苡仁根 30g，大蓟根 30g，石韦 30g。〔张镜人. 肾病综合征证治 [J]. 中医杂志，1984（9）：4-7〕

周仲瑛：苓桂浮萍汤

【组成】麻黄 10g，浮萍 9g，防风 12g，苏叶 10g，生姜衣 12g，杏仁 15g，桔梗 9g，葱白 6g。

【功效】疏风宣肺。

【主治】水肿，阳水之风水相搏证，或阴水之夹表证。多见于急性肾炎或慢性肾炎急性发作，症见阳水初起，发病急，病程短，头面身半以上肿甚，目胞浮肿，皮肤鲜泽光亮而薄，手按肿处凹陷较易恢复，小便短少，伴有肺卫表证，如寒热、汗少、肢体酸痛、咳嗽、气急等；或阴水因复感外邪引起急性发作，肿势加剧，兼见上述表证者。

【用法】水煎服，每日 1 剂，分 2 次服。

【经验】周老认为，急性肾炎风水相搏证的主要病因为风邪袭表，皮毛闭塞，郁遏卫阳，皮毛为肺之合，故肺气失于通调，风遏水阻于肌肤之间，发为水肿；慢性肾炎急性发作阴水夹表证的主要病因为水肿病久，脾肾阳虚，复感外邪，肺气郁闭，导致急性发作或加重，兼见标实表证者。辨证加减：风寒偏重，恶寒较甚，无汗，骨节疼痛，舌苔白滑，脉浮紧，加桂枝配麻黄，以增强宣通肺阳、发汗解表的作用；风热偏重，身热较显，烦渴，气粗，舌苔黄，脉浮数，加生石膏、桑白皮、芦根；石膏配麻黄一清一宣；风邪夹湿，肢体酸重，舌苔腻，脉浮濡，酌加羌活、秦艽、防己，以宣表祛湿；卫表气虚，汗出恶风，肿势消退不快，脉濡者，则不用或慎用麻黄、浮萍，加生黄芪、白术、防己以益气行水，方如防己黄芪汤；黄芪治疗肾炎水肿，当以具有虚象者最为适宜，但表不虚者忌早用黄芪，以免骤补留邪；阴水夹表证，头面身半以上肿势加剧者，加制附子、细辛，方如麻黄附子细辛汤。此时用疏风发表药，能够起到因势利导的作用。配细辛可以温少阴、开太阳，合附子更能温肾助阳，温经与发表并施，是标本同治之意。本治法宜与渗湿利尿法合用，配伍茯苓、猪苓、泽泻、生薏苡仁、冬瓜皮、车前子之类，方如五苓散、五皮饮，通过汗利并施，表里分消，可以使水肿消退更快，但在两法合用时要有主次，如属风水证，应以疏风宣肺为主；如属皮水水湿浸渍证，则又当以渗湿利水为主。周老指出疏风宣肺药的用量，应比治疗一般外感表证的剂量为大，常用主药麻黄4.5～9g，甚至重用到15g左右，浮萍可用9～15g，甚至重用到30g左右。因肾炎风水证，风遏水阻，腠理闭塞，肺气不宣，水邪不易从皮毛外达，故必须加强疏风宣肺药的作用，才能使潴留于体内的水分，从汗、尿排出。〔尹振祥，郭立中，金妙文.周仲瑛肺肾同治法治疗肾小球肾炎的经验［J］.湖北中医杂志，2009（11）：30-31〕

周仲瑛：三子养亲汤加味

【组成】苏子 10g，白芥子 9g，莱菔子 12g，麻黄 9g，杏仁 15g，厚朴 15g，陈皮 10g，沉香 6g。

【功效】顺气导水。

【主治】水肿，阳水初起，或阴水急性发作，水气上逆犯肺证。多见于肾炎，症见水肿上半身为甚，颈脖粗胀，皮下组织有水液壅滞，咽喉阻塞不利，咳喘气急，胸胁满闷，气憋，难以平卧，尿少不利，舌苔白，脉弦有力，或检查有胸腔积液。

【用法】水煎服，每日 1 剂，分 2 次服。

【经验】三子养亲汤源出《韩氏医通》，由紫苏子、白芥子、莱菔子三味药物组成。原方主要用于老人中虚喘嗽，痰壅气滞之证，有降气消食、温化痰饮之功。周老授将此法应用于风水水气犯肺、肺气壅塞的实证，并与疏风宣肺药配伍合用，如麻黄、杏仁之类，以调整肺气的宣降；但阴水水泛高源，上迫肺气者，又当在温肾助阳、健脾化湿的基础上，参以顺气导水之意。顺气导水法是通过顺降肺气，达到行水利尿的目的。另一方面，导水还寓有泻肺逐水的含义，如水邪迫肺，邪实势急，又当同时泻逐，导水下行。辨证加减：水气壅塞，颈部肿胀，水在皮下组织疏松部位，咽阻气窒者，加海藻、昆布，利小便，消水肿；水邪迫肺，喘不能卧，当配合泻肺药，如葶苈子、桑白皮。势急者必须顺气与泻逐并施，取效方捷，可佐入甘遂、大戟，适当攻逐，以缓解其急。方如葶苈大枣泻肺汤、控涎丹、十枣汤。甘遂、大戟本为逐水峻剂，但用量在

3～4.5g 之间，与利尿药配合应用，有时可见尿量增多，而大便无剧泻现象。〔周仲瑛.国医大师周仲英［M］.北京：中国医药科技出版社，2011，126-129〕

周仲瑛：五味消毒饮加味

【组成】金银花 12g，连翘 10g，紫花地丁 24g，蒲公英 30g，荔枝草 15g，野菊花 18g，一枝黄花 12g，石韦 10g，鹿衔草 30g，土茯苓 30g，鸭跖草 15g，白茅根 18g。

【功效】清肺解毒。

【主治】水肿。多见于急性肾炎，症见水肿以头面部较为明显，或身半以上亦肿，或仅颜面、目胞微有浮肿态，身热，咽喉红肿疼痛，扁桃体肿大，或肌肤患有湿疮，溃破痛痒（亦有湿疮未愈，但仍留有痕迹者），小便赤涩短少，或见血尿，口干苦，舌苔黄、质红，脉浮数或濡数，或病情迁延反复不愈，趋向慢性，经常因感冒引起咽痛，扁桃体肿大，面目浮肿，尿色深黄或尿检有明显变化者。

【用法】水煎服，每日 1 剂，分 2 次服。

【经验】周老认为，急性肾炎初起表现热毒偏盛者，病因风热毒邪从口鼻上受，壅结咽喉，入侵于肺，或肌肤患有湿疮，风毒从体表、皮毛内归于肺，以致肺热气壅，肃降无权，治节失职，甚则水液停滞成肿。慢性肾炎常因上感引发或加重者，病因肺有蕴热，皮毛易开，风邪乘袭，以致肺热气滞，肃降无权。清肺解毒法与风水风热偏重证用疏风清热宣肺法的主要不同点在于热毒偏盛，而浮肿一般不剧（若浮肿严重而热毒又盛，亦可两法参合用之）；与湿热证用清利法的不同点在于以上焦风毒为主，而非下焦湿热证候。据临床观察，清肺解毒药的用量，在比常规量加大 2～3 倍时疗效较好。周老在临床实践中发现，清肺解毒法治疗肾炎除用于急性肾炎外，对某些慢性肾炎亦可取得较好的效果，凡临床上表现有肺经热毒症状者，如配合或转以本法为主，可提高其疗效，弥补慢性肾炎传统治法——温补脾肾的不足。辨证加减：风毒上受，上感症状明显，咽喉乳蛾肿痛，酌配土牛膝、虎杖、蝉蜕、桔梗、射干、牛蒡子、玄参等清上焦，利咽喉；疮毒内归，皮肤感染，肌肤湿疮溃痒，酌配河白草、地肤子、山苦参、六月雪、黄柏、赤小豆等以清泄湿毒，方如麻黄连翘赤小豆汤；头面部肿势较重者，应与疏风宣肺药合用，伍以麻黄、浮萍之类。〔周仲瑛.肾炎治血心法［J］.中医药学刊，2006（6）：986-988〕

周仲瑛: 济生肾气丸合琥珀黑龙丹

【组成】山茱萸 6g，熟地黄 12g，山药 12g，茯苓 15g，泽泻 10g，丹皮 6g，当归 12g，琥珀 3g（研，分吞），泽兰 12g，牛膝 15个，海藻 10g，车前子 15g（包煎）。

【功效】补肾化痰，活血利水。

【主治】水肿。多见于慢性肾炎、肾病综合征、肾功能不全，因肾虚火不制水，或虚火灼津成痰，水蓄下焦，气化不利，而致血瘀，或瘀血化水所致的肾虚水泛、浊瘀阻滞证。症见水肿迁延，反复不已，腰以下为著，足跗肿甚，按之凹陷久久不起，喘逆短气，咳唾涎沫，腰背酸痛，面色灰暗，怕黑肢凉，神倦，小腹拘急，小便色清，量少不利，舌质淡胖隐紫、苔白腻，脉沉细等。

【用法】水煎服，每日 1 剂，分 2 次服。

【经验】周老认为，临证应辨阴阳水火之虚实配药；参入化气之品，如沉香、乌药、麝香等，使气化则水行，气行则血畅；湿热精浊阻滞者，又应配合清利之品，补中寓通。〔李七一，周仲瑛. 化痰祛瘀治疗疑难病证九法——周仲瑛学术思想临证经验撷粹［J］. 中医教育，1995（5）: 50-52〕

郭子光：经验方

【**组成**】黄芪 50g，防风 20g，蝉蜕 20g，石韦 20g，金樱子 30g，水蛭 5g，淫羊藿 20g，仙鹤草 30g，茯苓 20g。

【**功效**】补益脾肾，祛风通络。

【**主治**】水肿，络脉瘀滞证。多见于慢性肾炎。

【**用法**】水煎服，每日1剂，分3次服。

【**经验**】郭老认为，慢性肾炎病程较长，风湿浊瘀日久入络，易耗气伤阴损血。郭老在临床实践中发现，久治难愈的慢性肾炎患者经用活血化瘀药治疗后，病情出现缓解，但治疗至一定程度后，继续用前方就无进展了。故郭老常在处方中加入海马、地龙、僵蚕、水蛭等虫类药搜剔络脉，其疗效又有提高。郭老尤喜用水蛭，认为其可深入络道，搜剔络脉，祛瘀生新之力强。但水蛭易耗气破血，一般服1周或半个月后，应停服一段时间再服。方中黄芪重用，既可益肺脾之气，又可固表实卫；防风祛风除湿，配合蝉蜕祛风，能强化祛散风邪之力；石韦、茯苓利湿通小便；金樱子、仙鹤草取收敛之效；淫羊藿补肾。本方是郭老治疗慢性肾炎的基本方，可在此方的基础上随证加减：阴虚者去淫羊藿加女贞子、墨旱莲、黄柏等；血压高者去仙鹤草加杜仲、桑寄生、玉米须等。〔刘秀华.郭子光教授治疗慢性肾炎经验介绍［J］.新中医，2005（12）：13-14；郭子光.辨治慢性肾炎水肿、蛋白尿的临床体会［J］.实用中医内科杂志，1988（3）：97-100〕

裘沛然：儿童肾病经验方

【组成】生黄芪40g，生牡蛎40g，泽泻15g，黑大豆30g，大枣7枚。

【功效】祛邪扶正，渗利收敛。

【主治】水肿。多见于儿童肾病综合征，症见面色㿠白无华，眼睑虚浮，气促神萎，腹部膨大如鼓，肿胀上达胸膺，阴囊肿大如球，下肢浮肿，小溲不畅，口不渴，纳不馨，泛恶多，舌质淡、苔薄，脉沉细。

【用法】水煎服，每日1剂，分2次服。

【经验】裘老认为，对于肿胀程度极为严重又溲少便闭的肾病综合征患儿，如用十枣汤或舟车丸等峻剂攻下，则水邪未尽而元气先亡；若用桂、附、参、术，则有阻滞气机、助阳劫阴之弊；若用一般利水渗湿药如薏苡仁、车前子等，又药不胜病。方中黄芪既有补肺、健脾、益肾之功，又有协调三焦、祛除水湿之效，一药而具多能，重用以为君；牡蛎既泄水气，又固精气；泽泻固肾而能治水，利尿而不伤阴；黑大豆益肾治水，消胀下气；大枣滋助脾土，以平肾气，起益土而胜水之功。本方宗仲景防己黄芪汤、牡蛎泽泻散及景岳玄武豆三方化裁而得，尽去原方中腻补及攻下之品。本方寓补于通，祛邪而兼扶正，渗利与收涩交相为用，使肺气得调，水道以畅，脾气得健，水湿能运；肾气得养，开阖有常。对年幼、病程较短的慢性肾炎患者，常用此五味药方。对年长、病程较长的慢性肾炎患者则选用八味药，上方加巴戟天、

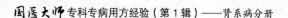

土茯苓、黄柏组成，裘老命名为"补泄理肾汤"。〔杨翠兰. 出奇制胜起沉疴——裘沛然教授治肾病综合征一则［J］. 上海中医药杂志，1988（12）：17-18〕

路志正：防己黄芪汤合四妙丸加减

【组成】生黄芪 20g，防风 12g，防己 15g，萆薢 15g，土茯苓 30g，炒杏仁 9g，炒薏苡仁 30g，青风藤 15g，忍冬藤 18g，炒苍术 12g，黄柏 10g，川牛膝 12g，益母草 15g，泽泻 12g，虎杖 15g，炒莱菔子 15g。

【功效】清化湿热，健脾利水。

【主治】水肿，湿热蕴脾证。症见浮肿，可以为下肢浮肿，亦可为头面部肿；或汗多，口渴，痞满，呃逆，腹胀，纳差；或小便不利，大便黏腻不爽。

【用法】水煎服，每日 1 剂，分 2 次服。

【经验】路老临证时无论内伤外感，均始终顾养后天之本，并提出"持中央、运四旁、怡情志、调升降、顾润燥、纳化常"调理脾胃的学术思想。路老认为中焦脾胃为营卫气血生化之源，湿热蕴脾，阻碍中焦气机升降，影响脾胃纳运，营卫不和，开阖失司，故而汗出多；卫气失以温煦，故而汗出后又怕风怕冷；湿热阻滞于中，阻碍水液气化，输布障碍，聚集于下肢，形成浮肿；气虚无力推动血行，湿浊内阻于中，热毒煎熬津液，瘀血内停。方中生黄芪、炒薏苡仁健脾益气，利水消肿；炒苍术燥湿健脾；防风升脾阳，使气机上达；莱菔子降胃阴，使气机下行；炒杏仁宣发上焦气机，气机升降相因，有条不紊。湿从小便而去，使邪有出路，为疗湿的重要法门；防己、萆薢、土茯苓、黄柏、泽泻、益母草清热利湿，利尿消肿；牛膝、益母草、虎杖活血祛瘀，通经活络；二藤通络止痛。全方以中焦脾胃为主，宣上、畅中、渗下，使中焦脾胃健运，气机畅达，邪有出路，水肿得痊。〔杜辉，黄梦媛，陈祎，等.路志正教授"持中央、调升降"辨治水肿［J］.中华中医药学刊，2011（4）：688-699〕

路志正：五皮饮合胃苓汤加减

【组成】桑白皮 15g，陈皮 10g，大腹皮 12g，生姜皮 10g，茯苓皮 30g，猪苓 10g，泽泻 10g，白术 15g，茯苓 15g，桂枝 5g，厚朴 10g，炒苍术 10g，炙甘草 5g，大枣 5 枚。

【功效】化湿利水。

【主治】水肿，阳水，水湿浸渍证。症见全身水肿，按之易起，小便少，身重困倦，胸闷纳呆，舌苔白腻，脉沉滑。

【用法】水煎服，每日 1 剂，分 2 次服。

【经验】路老认为，水湿壅滞三焦，肺失宣降，脾失健运，枢机不利，气化失司，三焦决渎失职，水湿泛滥，浸渍肌肤，故全身浮肿；水湿为主，属于阳水，故按之易起；膀胱不能气化，小便不能出焉，故尿少；身重为水性下沉，如负重物，是水湿浸渍全身的表现；湿困于脾，则四肢困倦，胸闷纳呆，甚则泛恶；苔薄腻为水湿困阻之象，脉沉滑，仍为阳脉，滑为痰湿之候。本方五皮饮源自《中藏经》，胃苓汤源自《丹溪心法》。采用五皮饮合胃苓汤随症加减，诸药共奏行气、和胃、化湿、利水之功。〔路志正.中医湿病证治学［M］.北京：科学出版社，2010，219-221〕

路志正：黑豆薏苡仁饮

【**组成**】黑大豆 30g，生薏苡仁 20g，熟薏苡仁 20g，赤小豆 15g，荷叶 6g。

【**功效**】补肾健脾，行水散瘀。

【**主治**】慢性肾炎水肿。

【**用法**】水煎服，每日1剂，分2次服。

【**经验**】路老认为，慢性肾炎后期多见脾肾双亏，湿阻血瘀，以致蛋白尿长期不愈。方中黑大豆味甘寒，能补肾、消肿、止痛；薏苡仁生熟共用，甘淡微寒，益肾渗湿，健脾胜水，微寒微热；赤小豆味甘酸、性下行，通小肠、利小便、行水消肿；荷叶轻宣，味平苦，能升发阳气，散瘀血而不伤好血。以本方为饮料，长期服用，可以提高疗效，补内服汤剂之不逮。〔路志正. 黑豆薏仁饮治疗慢性肾炎蛋白尿［J］. 中医杂志，1988（6）：63〕

颜正华：越婢加术汤加减

【组成】生麻黄 6g，杏仁 15g，防风 10g，白术 10g，茯苓 20g，泽泻 15g，车前子 15g，桑白皮 15g，黄芩 15g。

【功效】疏风清热，宣肺利水。

【主治】水肿，风水相搏证。症见全身皆肿，来势迅速，伴有恶寒发热，肢节酸痛，小便不利等。偏于风热者，伴咽喉红肿疼痛，舌质红，脉浮数；偏于风寒者，兼恶寒、咳喘，舌苔薄白，脉浮紧。

【用法】水煎服，每日 1 剂，分 2 次服。

【经验】颜老认为，水肿一证乃全身气化功能障碍之表现，涉及肾、胃、脾、肺等脏腑功能失调，故治疗当以补虚泻实和通调水道为基本方法。本方麻黄、桑白皮等质轻上浮之品，解表发汗；泽泻、车前子等质重下沉之品利小便，通过"解表发汗、渗利小便"等方法治疗全身水肿，达到通调水道之目的。〔吴嘉瑞．国医大师颜正华〔M〕．北京：中国医药科技出版社，2011，171-173〕

颜正华：防己黄芪汤加减

【组成】党参 15g，生黄芪 18g，生白术 12g，防己 10g，茯苓 30g，炒酸枣仁 15g，远志 10g，当归 15g，生薏苡仁 15g，泽泻 12g，冬葵子 15g，丹参 15g。

【功效】健脾温肾，利水渗湿。

【主治】水肿，脾肾阳虚，水湿停运证。症见全身浮肿，下肢尤甚，下午及晚上加重，腰酸痛，足跟痛，尿量减少，脱发，心悸，胸闷气促，面青唇紫，纳少，眠差，大便不爽，脉沉细滑，舌暗、苔薄白有齿痕，舌下青紫。

【用法】水煎服，每日 1 剂，分 2 次服。

【经验】颜老认为，中阳不振，健运失司，气不化水，以致下焦水邪泛滥，故全身浮肿，下肢尤甚；水气上凌心肺，故见心悸、胸闷、气促；腰为肾之府，肾虚而水气内盛，故腰酸痛；肾与膀胱相表里，肾阳不足，膀胱气化不行，故尿量减少；舌暗、舌下青紫佐证体内水血互结，瘀血凝滞。方中党参、生黄芪、白术均为常用补气药，且黄芪、白术兼有利水之功，三药合用共奏补气行水消肿之功；茯苓、薏苡仁、防己、泽泻、冬葵子为利水消肿药；炒枣仁、远志为养心安神药；当归、丹参为养血活血药。诸药合用，证症结合，以求药到病除之效。〔吴嘉瑞，张冰.国医大师颜正华诊疗水肿辨证思路与典型医案探析［J］.中华中医药杂志，2012（11）：2851-2853〕

颜正华: 防己黄芪汤合五皮饮加减

【组成】生黄芪 30g, 防己 10g, 桑白皮 15g, 茯苓皮 30g, 大腹皮 12g, 陈皮 10g, 冬瓜皮 30g, 葶苈子 10g, 赤小豆 30g, 麦冬 10g, 丹参 30g, 益母草 30g。

【功效】补气利水。

【主治】水肿, 脾虚湿盛证。多见于急性肾小球肾炎, 症见全身水肿, 双下肢尤甚, 尿量减少、色黄, 口干不欲饮, 干咳无痰, 动则喘, 腰酸, 便干, 纳呆, 眠差, 舌红、苔微黄, 舌下青紫, 脉弦滑。

【用法】水煎服, 每日 1 剂, 分 2 次服。

【经验】颜老认为, 气虚水泛证之水肿的主要病机为气虚无以输布体内津液, 而致水邪内停, 泛溢肌肤, 则全身水肿; 脾气虚, 健运失司, 气不化水, 以致下焦水邪泛滥, 故下肢尤甚; 腰为肾之府, 肾气虚而水气内盛, 故腰酸痛; 肾与膀胱相表里, 肾阳不足, 膀胱气化不行, 故尿量减少; 肺肾气虚, 肾不纳气, 气不归元, 则动则喘。方中生黄芪补气; 防己、桑白皮、茯苓皮、大腹皮、陈皮、冬瓜皮、葶苈子、赤小豆、益母草行气利水消肿; 麦冬养阴以防利水太过而伤及津液; 丹参养血活血。诸药合用, 证症结合, 以求药到病除之效。〔吴嘉瑞. 国医大师颜正华 [M]. 北京: 中国医药科技出版社, 2011, 174〕

颜德馨：温阳逐水饮

【组成】鹿角片 9g，肉桂 3g，巴戟天 9g，附子 4.5g，黄芪 24g，杜仲 9g，猪苓 9g，商陆 9g，黑白丑各 9g，泽泻 15g，椒目 2.4g，茯苓 15g。

【功效】利水肿，温肾阳。

【主治】水肿。多见于慢性肾炎。

【用法】水煎服，每日 1 剂，分 2 次服。

【经验】颜老在治疗肾系水肿的临床实践中，主张温肾治水，宜峻宜猛，否则难以收功。颜老提出如附片、肉桂、巴戟天、干姜、椒目、茴香，不必因其大热而畏惧，但宜中病即止，水肿大势已却，即当减量或停用。本方桂附同用，能守能走，其守者，下元则暖而肾气方充；其走者，经络瘀水一并冲决，两物药性相补相助，大有还复真火、启发神机之功。〔吕立言.颜德馨治疗慢性肾炎慎过六关的经验［J］.辽宁中医杂志，1994，21（9）：385-386〕

颜德馨：麻黄连翘赤小豆汤加味

【组成】麻黄 9g，赤小豆 30g，连翘 12g，生紫菀 9g，桑白皮 12g，前胡 9g，蝉蜕 4.5g，生山栀 9g，瞿麦 9g，鲜茅根 15g，小茴香 2g，车前子 12g，车前草 12g。

【功效】宣肺利水退肿，清利下焦湿热。

【主治】水肿，肺气郁闭，水湿内停，蕴湿化热证。

【用法】水煎服，每日 1 剂，分 2 次服。

【经验】颜老认为，治肿从脾、肾论治为正治大法，但也常取治肺以利水，尤其是腰以上肿及头面肿明显者。颜老尝谓"肺为水之上源，上源壅阻、郁闭，水何以成流，源头开启，方能水流涓涓而不息"。肺有宣肃之功，才有主气司呼吸、通调水道、朝会百脉之力，使肺气宣散，水津四布，五经并行；肺气肃降，废弃之水液下输膀胱而排出。肺容不得外来之邪气，亦受不得他脏之病气。外淫侵袭，痰浊阻滞，肝火上炎和肺之气阴两亏都会使肺之宣肃失职，导致水道失于通调而成肿。颜老治肺退肿，既注重祛除外邪、蠲除痰浊、平降肝火、补益气阴等病因治疗，又注重恢复肺之宣肃功能。对于肺气壅塞不降者，颜老常用苏子、杏仁、桑白皮及葶苈大枣泻肺汤泻肺利水。肺气郁闭而不宣者，颜老习用生紫菀、薄荷、蝉蜕及麻黄连翘赤小豆汤宣肺利水。治肺利水犹如提壶揭盖，壶盖一开，则水流通畅。〔张家铭．颜德馨教授治疗水肿经验 [J]．辽宁中医杂志，1995，22（3）：103-104〕

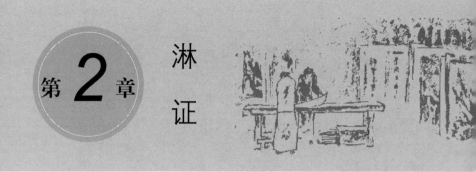

第**2**章　淋证

　　淋证是指因肾、膀胱气化失司、水道不利而以小便频急、滴沥不尽、尿道涩痛、小腹拘急、痛引腰腹为主要临床表现的一类病证。初病多为实，病久则由实转虚，出现肾虚与膀胱湿热内蕴的虚实夹杂证。病情缠绵不解，也可致肾阳虚衰，湿浊之邪壅塞，三焦气化不利而成关格。治疗宜分虚实，实则清利，虚则补益。膀胱湿热者治宜清热利湿；热邪灼伤血络者宜凉血止血；砂石结聚者宜通淋排石；气滞不利者宜利气疏导；脾虚者宜健脾益气；肾虚者宜补虚益肾。现代医学的泌尿系感染、泌尿系结石、肾盂肾炎、泌尿系肿瘤、乳糜尿等可参考本病辨证治疗。

　　本章收录了方和谦、邓铁涛、朱良春、任继学、李济仁、李振华、何任、张琪、张镜人、周仲瑛、路志正、颜德馨等国医大师治疗本病的验方55首。方和谦治疗泌尿系结石，注重疏肝理气，因肝主疏泄、调气机、畅血行，理气可化湿，气得通而水下输膀胱，结石可由小便排出；邓铁涛认为石淋的主要病机为湿热内蕴或肾虚，治当清利湿热或补肾培源；朱良春治疗淋证，常用生地榆，认为本

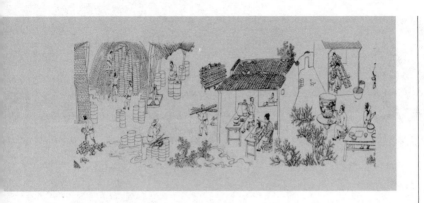

品能通中寓涩，祛邪而无伤肾耗阴之弊，非其他淡渗清利之品可比拟；任继学认为肾为水火之脏，体具阴阳，与膀胱互为表里，以为升降阴阳之用，治疗淋证，常采用温肾壮阳、疏肝止淋之法；李济仁指出慢性肾炎蛋白尿中医辨证虽分四型，但脾肾不足是关键，治疗以健脾益气、补肾壮腰、收敛固涩为主；李振华认为肾盂肾炎应分型论治，结石为湿热蕴结，治疗以清热利湿、活血排石为主；何任认为淋证的治疗热者宜清、涩者宜利、隐者宜升、虚者宜补；张琪认为血尿的病因病机极为复杂，总结了治疗血尿八法；张镜人认为"石淋"之患，每因下焦湿热煎熬日久，膀胱气化失司挟瘀痰互结而为砂石，阻于尿道而成"淋"，故治疗时应以清热利湿排石为主，同时活血化瘀，以加强或促使尿石早消早化；周仲瑛则认为无论何种淋证，治疗总宜标本兼顾，通补合用，在调养通利的基础上，参以化气、利水、活血、消石等法，方可取得较好疗效；路志正认为慢性肾盂肾炎治以益

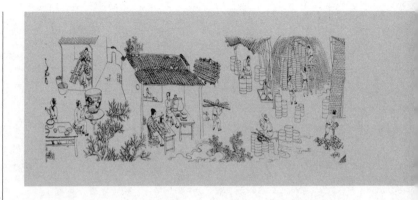

气养阴补肾为主，佐以健脾利湿为治则，不应拘泥于"淋证忌补"之说；颜德馨针对石淋初起，湿热壅盛，体强者，常用清热通淋法有效，但对结石日久，体弱正虚者因久服攻利之品反而有耗气损阳之弊，因此常以温补肾阳之剂以补代通。对于不同类型的血尿，颜老则从健运中州、升清降浊、滋阴化瘀、补气益阴、补益脾肾等方面论治。

方和谦：清利湿热汤

【组成】车前子 10g（包煎），滑石 15g，竹叶 10g，生地黄 12g，金银花 15g，连翘 10g，薄荷 5g，白茅根 10g，萹蓄 10g。

【功效】清利湿热。

【主治】淋证，湿热下注证。多见于泌尿系感染。

【用法】水煎服，每日 1 剂，分 2 次服，服 2 天停 1 天。

【经验】方老认为，本病急性期属实火，用导赤散、草薢分清饮、猪苓散清利膀胱。急性期可兼有表证、发热。因有表证，可用解表药，辛凉解表用银翘散，辛温解表用五苓散。〔方和谦．中国百年百名中医临床家丛书·方和谦〔M〕.北京：中国中医药出版社，2011，60-61〕

方和谦：和肝汤化裁

【组成】当归9g，白芍9g，党参9g，茯苓9g，香附9g，炒白术9g，苏梗6g，大枣4个，薄荷5g（后下），炙甘草6g，车前子10g（包煎），乌药10g，陈皮10g，炒杜仲10g，桑寄生12g。

【功效】疏肝理气化湿。

【主治】淋证之石淋。多见于泌尿系结石。

【用法】水煎服，每日1剂，分2次服。

【经验】方老治疗泌尿系结石，注重疏肝理气。因肝主疏泄，调气机，畅血行。在水液代谢方面，肝能利三焦，通水道，助脾运化水湿，助肺以散水津，助肾蒸化水液。因而肝的疏泄正常，则上下四旁的气机畅通，水液输布正常。故理气可化湿，气得通而水下输膀胱，结石可由小便排出。〔方和谦.中国百年百名中医临床家丛书·方和谦［M］.北京：中国中医药出版社，2011，59-60〕

邓铁涛：自拟逐石汤

【组成】金钱草 30～60g，海金沙 3g（冲服，或海金沙藤 20g），木通 10g，生地黄 12g，白芍 10g，琥珀末 3g（冲服），广木香 4.5g（后下），鸡内金 6g，小甘草 4.5g。

【功效】清热，利水，通淋。

【主治】淋证之石淋，湿热蕴郁证。多见于泌尿系结石。

【用法】水煎服，每日 1 剂，分 2 次服。

【经验】方中金钱草清热利湿逐石，为主药；海金沙（或金沙藤）、木通利水通淋，鸡内金消石，为辅药；琥珀末祛瘀通络止痛，木香行气解郁止痛，为佐药；生地黄、白芍利水而不伤阴，为反佐药；小甘草治茎中痛，和诸药为使。临床上若出现其他兼证时，亦可在本方的基础上加减化裁。如兼阴虚者可选加墨旱莲、玉竹、沙参或改用生六味（即六味地黄丸中熟地黄改用生地黄）加金钱草、海金沙、琥珀末、鸡内金等；若兼血尿者，可选加大蓟、小蓟、田七、阿胶、淡豆豉等；若兼气虚者，可加党参、黄芪并适当减轻清热利湿药物的药量；兼阳虚者，可加附子、桂枝或肉桂心等；若兼血瘀者，可选加田七、丹参、土鳖、桃仁等，赤芍易白芍；若疼痛甚者，可加郁金、乌药等，并结合拔火罐、针刺疗法。〔邓中炎．邓铁涛治疗肾结石及肾绞痛经验［J］．河南中医，1981（5）：42〕

邓铁涛：健脾益肾方合八正散、三金三子汤加减

【组成】金钱草30g，黄芪20g，熟地黄20g，海金沙20g，牛膝15g，鸡内金10g（研冲），红花10g，萹蓄10g，瞿麦10g，车前子10g（包煎），炙甘草5g。

【功效】健脾补肾，清热利湿，活血通络排石。

【主治】淋证，脾肾亏虚兼气滞血瘀证。多见于泌尿系结石，症见腰酸胀痛或刺痛，痛处固定，小便淋沥不畅，乏力，纳果，舌质紫暗或有瘀点、苔薄白、边有齿痕，脉弦涩无力。

【用法】水煎服，每日1剂，分2次服。

【经验】尿路结石的形成与脾、肾相关。反复肾结石日久不去，易引起肾积水，多由脾肾气虚，气化功能不足，湿热瘀毒蕴结不除所致。脾肾亏虚兼气滞血瘀，治宜健脾补肾、化瘀通淋。邓老以健脾益肾方补肾健脾，八正散、三金三子汤清热利湿、活血通络排石，三方合用，相辅相成，扶正除邪而收效。〔邓茜，祁爱蓉，李顺民.从脾肾相关论治尿路结石［J］.新中医，2013，45（4）：179-180〕

邓铁涛：珍凤草合四君子汤

【组成】珍珠草 15g，小叶凤尾草 15g，太子参 15g，云茯苓 12g，白术 9g，百部 9g，桑寄生 18g，小甘草 5g。

【功效】清热，利水，通淋。

【主治】淋证之气淋、劳淋。多见于慢性肾盂肾炎。

【用法】水煎服，每日 1 剂，分 2 次服。

【经验】本方为珍珠草、小叶凤尾草合四君子汤加桑寄生、百部而成。邓老认为，本病乃邪少虚多之证，要使正气充足以逐邪气，健脾是重要的一着，故用四君子汤以健脾益胃，调动人体之抗病能力；用"珍""凤"以祛邪，形成内外夹击之势；百部佐"珍""凤"以增祛邪之力；桑寄生补气温中，治阴虚、壮阳道，能扶正祛邪，为本方之使药。〔邓铁涛. 跟名师学临床系列丛书·邓铁涛［M］.北京：中国医药科技出版社，2010，121〕

朱良春：清淋合剂

【组成】生地榆 30g，生槐角 30g，半枝莲 30g，白花蛇舌草 30g，大青叶 30g，白槿花 15g，飞滑石 15g，生甘草 6g。

【功效】清利通淋。

【主治】淋证。多见于尿路感染。

【用法】水煎服，每日 1 剂，分 2 次服。

【经验】朱老治疗淋证喜用生地榆，认为生地榆能治淋证，能解毒抗菌消炎，善入下焦除疾，性涩可缓尿频。本品通中寓涩，祛邪而无伤肾耗阴之弊，非其他淡渗清利之品所可比拟。并视为常规要品，凡遇急性泌尿系统感染或慢性泌尿系统感染急性发作，皆相适宜。辨证加减：热淋者，可配合八正散；血淋者，可配合小蓟饮子；劳淋者，可配合知柏地黄汤。〔朱步先，何绍奇.朱良春用药经验［M］.上海：上海中医学院出版社，1989，106〕

任继学：温补止淋汤

【组成】官桂 15g，盐茴香 15g，通草 10g，桂枝 15g，柴胡
15g，前胡 10g，附子 10g，羌活 5g，牛膝 15g，萹蓄 10g。

【功效】温肾壮阳，疏肝止淋。

【主治】淋证。

【用法】水煎服，每日 1 剂，分 2 次服。

【经验】方中用官桂、盐茴香、附子、牛膝补肾壮阳治其本；柴
胡、前胡、羌活疏肝理气，用桂枝温阳通脉；通草、萹蓄利水而通
淋。诸药和协，可收复正气、驱散邪气，有温肾壮阳、疏肝止淋之
功。〔崔应珉.中华名医名方薪传·肾病〔M〕.郑州：郑州大学出
版社，1997，104；张宁.近代国医名家经典案例·内科·淋证癃
闭〔M〕.上海：上海科学技术出版社，2012，167-168〕

任继学：渗湿理淋汤

【组成】漏芦 15g，瞿麦 20g，荔枝核 15g，牛膝 20g，蒲公英 50g，威灵仙 15g，薏苡仁 20g，萹蓄 20g，海金沙 15g（包煎）。

【功效】渗湿理淋，解毒化浊。

【主治】淋证。多见于下尿路感染。

【用法】水煎服，每日 1 剂，分别于早饭前、晚饭后 30 分钟服用，服药期间停用一切中、西药物。

【经验】本方为任老的经验方，经临床多年运用，疗效显著。方中漏芦、蒲公英清热解毒；瞿麦、海金沙、萹蓄利尿通淋；薏苡仁健脾渗湿；荔枝核疏肝理气，有助于膀胱气化；威灵仙祛风除湿；牛膝解毒化瘀，引药下行。辨证加减：发热恶寒者，加柴胡 15g，防风 15g；少腹冷胀者，加盐茴香 15g；便秘者，加酒大黄 5g；腰痛者，加狗脊 15g，川续断 20g。〔崔应珉.脘腹痛［M］.郑州：郑州大学出版社，2010，200-201〕

任继学：经验方

【组成】荔枝核 15g，橘核 15g，川楝子 15g，海金沙 20g，威灵仙 10g，地肤子 50g，牛膝 15g，官桂 20g。

【功效】益肾疏肝，渗化止淋。

【主治】淋证。多见于肾盂肾炎，症见腰酸肢乏，尿频、尿急、涩而不畅，尿有余沥，小腹坠胀，大便时干，劳则加甚，舌红赤、苔多黄白相兼而薄，脉多见沉弦无力。

【用法】水煎服，每日 1 剂，分别于早饭前、晚饭后 30 分钟服用，服药期间停用一切中西药物。

【经验】任老认为，肾为水火之脏，体具阴阳，与膀胱互为表里，以为升降阴阳之用。肾盂肾炎在急性阶段若失治误治，邪气内伏，久则伤肾，肾气受损，导致肝失肾水之涵，肾乏相火资助，终致肝脏失于疏泄，膀胱气化不周。证属肝肾失调，应以益肾疏肝为主，佐以渗化之品。该方以荔枝核、橘核、川楝子为君，疏肝理肾，以利于膀胱气化功能；以海金沙、威灵仙、地肤子为臣，渗利驱湿，并有益精益气之功；佐以牛膝解毒化瘀，除尿路涩痛；以官桂为使，养阳资气，以利正复。〔陈泽霖，宋祖敬．名医特色经验精华［M］．上海：上海中医学院出版社，1987，181〕

李济仁：蛋白转阴方

【组成】黄芪50g，潞党参20g，炒白术15g，茯苓15g，川续断15g，金樱子15g，诃子肉15g，乌梅炭15g，川萆薢15g，墨旱莲15g，车前草15g，石韦20g，白茅根20g。

【功效】健脾补肾，收敛固涩。

【主治】淋证之膏淋。多见于慢性肾炎蛋白尿。

【用法】水煎服，每日1剂，分2次服。

【经验】李老认为，慢性肾炎蛋白尿中医辨证虽可分四型，但脾肾不足是产生慢性蛋白尿的关键，因脾气散精，灌注一身，脾虚则不能运化水谷精微，上输于肺而布运全身，水谷精微便与湿浊混杂，从小便而泄，肾主藏精，肾气不固，气化蒸腾作用因而减弱，致精气下泄，从小便出而为蛋白尿。为此，李老从脾肾辨治蛋白尿，同时燮理气血，顾护他脏。方中重用黄芪、党参、白术健脾益气为主药治其本；辅以川续断、金樱子、诃子肉、乌梅炭补肾壮腰，收敛固涩，以防蛋白的大量流失；川萆薢、车前草、茯苓、石韦利湿清热，分清泌浊；白茅根、墨旱莲凉血止血治其标。〔储成志，李艳，邓沂，等.国医大师李济仁教授诊治淋证经验［J］.甘肃中医学院学报，2014，31（1）：7-9；李艳.国医大师李济仁治疗慢性肾炎蛋白尿经验［J］.中华中医药杂志，2010，25（1）：83-85〕

李济仁：萆薢分清饮加减方

【组成】苦参 25g，熟地黄 25g，山茱萸 25g，山药 50g，萆薢 40g，石菖蒲 10g，乌药 15g，益智仁 15g。

【功效】温肾利湿，分清化浊。

【主治】淋证之膏淋。多见于乳糜尿。

【用法】水煎服，每日 1 剂，分 2 次服。

【经验】李老认为，引起乳糜尿的原因不外虚实两端，虚因脾不运化，肾气不固，脂液失摄；实因湿热下注，膀胱气化不利，清浊不分。巢元方在《诸病源候论·诸淋病候》中说："淋者，由肾虚膀胱热故也。"萆薢分清饮为主方，熟地黄、山药、山茱萸又是益肾健脾之圣药，更有苦参补肾水而制相火，清湿热又能杀虫。随症加减：尿浊如膏，溺时涩痛，加赤苓、石韦利水通淋；小溲色红，状如膏糊，淋涩不畅，此为赤浊，加白茅根、炒蒲黄、琥珀末（分吞）清热止血，活血祛瘀；如见小溲浑浊，色白如米泔，此为白浊，当重用萆薢，另加煅龙骨、牡蛎以分清固涩，达到填阴固精的目的。〔李济仁.以苦参为主治疗乳糜尿简介［J］.新医药学杂志，1978（2）：15；单书健.古今名医淋证金鉴·淋证癃闭卷［M］.北京：中国中医药出版社，2011，356〕

李振华：清热除湿汤

【组成】白术 9g，茯苓 15g，泽泻 12g，白茅根 30g，黄柏 9g，蒲公英 24g，金银花 15g，黄连 6g，柴胡 9g，黄芩 9g，石韦 30g，乌药 9g，黑地榆 15g，滑石 18g，甘草 3g。

【功效】清热解毒，健脾利湿。

【主治】淋证。多见于肾盂肾炎急性发作期，症见突然寒战高热，一般呈先寒后热，汗出热退如疟状，一日寒热发作可数次，同时出现尿急、尿频、尿热、尿痛、尿少色黄赤或呈血尿，少腹坠痛，腰痛或肾区有叩击痛，舌质红、苔后部黄腻，脉滑数。

【用法】水煎服，每日 1 剂，分 2 次服。

【经验】李老认为，本证系湿热之邪，蕴结下焦，肾与膀胱气化失常，热盛化水，损伤血络。邪热正盛，热则病进，发病迅速，常见于本病急性发作期。方中黄柏、黄连、蒲公英、金银花清热解毒、苦寒燥湿；柴胡配黄芩，疏表退热；白茅根、石韦、黑地榆清热利湿、凉血止血；滑石、甘草为六一散，善清下焦湿热，使湿热从小便而去；白术甘温，配茯苓、泽泻，以健脾扶正、利湿引水；乌药善行下焦之气，以利气行湿，缓解蕴结之湿热。诸药相互为用，共奏清热解毒、健脾利湿之功效。全方以祛邪为主，兼顾健脾扶正，故适用于本病急性发作期。〔李郑生，郭淑云 . 国医大师李振华[M]. 北京：中国医药科技出版社，2011，212-213〕

李振华：益肾利湿汤

【组成】白术 9g，茯苓 15g，泽泻 12g，白茅根 30g，黄柏 9g，石韦 30g，川续断 21g，狗脊 15g，生薏苡仁 30g，甘草 3g。

【功效】健脾固肾，利湿清热。

【主治】淋证之脾肾气虚，正虚邪恋证。多见于肾盂肾炎，症见劳累即发作，发病后少腹坠或痛，腰痛，上睑和下肢浮肿，小便量少色黄，常伴有尿急、尿频甚则尿痛等，舌体胖、边有齿痕、质淡、苔后部微黄而腻，脉滑或濡。

【用法】水煎服，每日 1 剂，分 2 次服。

【经验】李老认为，本证系湿热久留下焦，熏蒸于肾，以致脾肾气虚，正虚邪恋，迁延不愈，而成慢性。全方扶正祛邪、标本兼治，适用于本病脾肾气虚，正虚邪恋，湿热稽留下焦的慢性阶段。方中白术、茯苓、泽泻、生薏苡仁、甘草甘温健脾，淡渗利湿；川续断、狗脊温补肝肾，强腰止痛；黄柏、石韦、白茅根燥湿清热，凉血止血。尿镜检如红细胞多者，上方加黑地榆 12g；白细胞多者，可加金钱草 24g，蒲公英 25g；蛋白多者，可加山药 30g，芡实 15g，莲肉 15g。如语言气短，行动汗出，畏风怕冷，脾虚及肺，肺气亦虚者，上方加黄芪 30g。〔李郑生，郭淑云.国医大师李振华［M］.北京：中国医药科技出版社，2011，211〕

李振华：健脾补肾汤

【组成】党参15g，白术9g，茯苓9g，泽泻12g，桂枝6g，广木香6g，川续断12g，补骨脂12g，益智仁9g，炒杜仲15g，山药24g，生薏苡仁30g，甘草6g。

【功效】温阳补肾，健脾利湿。

【主治】淋证之脾肾阳虚，寒湿流注证。多见于肾盂肾炎，症见面色㿠白，食少便溏，体倦无力，晨起面部浮肿，午后下肢浮肿，形寒畏冷，四肢欠温，行动自汗，腰部困痛，每因劳累则尿急、遗尿、少腹坠胀、腰痛等症状加剧，舌质淡肥、边有齿痕、苔白润，脉细缓无力。

【用法】水煎服，每日1剂，分2次服。

【经验】李老认为，本证系湿热蕴结下焦，迁延不愈，损伤脾肾，脾肾阳虚，湿从寒化，湿寒凝滞，流注下焦所致。方中党参、白术、茯苓、泽泻、甘草、山药、生薏苡仁温补元气、健脾利湿；配桂枝，温中健脾、通阳利水，桂枝又可助膀胱之气化，温通下焦，以散凝滞之湿寒；川续断、补骨脂、益智仁、炒杜仲温阳补肾，强腰缩小便；广木香理气醒脾、燥湿止痛。全方具有温阳补肾、通阳利湿的作用，脾肾阳复，运化固摄得司，则诸症可愈。〔李郑生，郭淑云.国医大师李振华〔M〕.北京：中国医药科技出版社，2011，213-214〕

李振华：加减知柏地黄汤

【组成】熟地黄 10g，山茱萸 12g，山药 30g，丹皮 9g，茯苓 12g，泽泻 9g，黄柏 9g，川牛膝 9g，车前子 12g，石韦 24g，白茅根 30g，生薏苡仁 30g。

【功效】滋阴补肾，清热利水。

【主治】淋证之肾阴亏虚，阴虚内热证。多见于肾盂肾炎，症见腰部酸痛，午后或见低热，五心烦热，头晕耳鸣，失眠多梦，每因劳累则尿急、尿频、尿热、尿色黄等加重，舌质红、苔薄白，脉细数。

【用法】水煎服，每日 1 剂，分 2 次服。

【经验】李老认为，本证系素体阴虚肾亏，或下焦湿热日久，热耗津液，肾阴亏虚，阴虚内热。方中熟地黄、山茱萸、山药、丹皮、茯苓、泽泻为六味地黄汤，是滋阴补肾之主方；黄柏、石韦、白茅根、车前子、生薏苡仁清热利湿、凉血通淋；川牛膝益阴固肾、引药下行，共奏滋阴补肾、清热利水之效。如小便量少、尿热尿痛者，上方可加金钱草 24g，滑石 18g，甘草 3g；如尿检有红细胞者，加黑地榆 12g；有尿蛋白者，加芡实、莲肉各 15g；如头晕甚者，加菊花 12g；如失眠重者，加夜交藤 30g。〔李郑生，郭淑云.国医大师李振华〔M〕.北京：中国医药科技出版社，2011，214〕

李振华：清淋汤

【组成】白术10g，茯苓18g，泽泻12g，白茅根30g，黄柏10g，石韦30g，蒲公英15g，丹皮10g，黑地榆12g，生薏苡仁30g，滑石18g，甘草3g，乌药10g。

【功效】健脾利湿，清热凉血。

【主治】淋证之热淋、血淋，湿热下注证。多见于尿路感染、急性肾盂肾炎，症见眼睑及下肢轻度浮肿，舌质红、根部苔黄腻，脉滑数。

【用法】水煎服，每日1剂，早晚各服1次。

【经验】肾盂肾炎属于中医学"热淋""血淋"范畴，多见于妇女，临床有急、慢性之分。李老认为，本病一般为湿热下注，膀胱气化失司，热胜者多为急性，湿盛者多为慢性。方中白术、茯苓、生薏苡仁健脾利湿，使湿邪从小便而去；泽泻、滑石清热渗湿、利水通淋，《药品化义》谓滑石"体滑主利窍，味淡主渗热"；黄柏、石韦、蒲公英燥湿清热；白茅根、丹皮、黑地榆凉血止血；乌药行下焦之气，气行则热无以存；甘草调和诸药。诸药合用，共奏健脾利湿、清热凉血之功。如尿检白细胞多者，可酌加二花、黄连；红细胞多甚至血尿者，可加柏叶炭、生地炭等凉血止血之品；如腰痛甚，注意固肾；有蛋白尿者，则注意补脾。〔隋殿军，王迪. 国家级名医秘验方［M］. 长春：吉林科学技术出版社，2008，161-162〕

李振华：清利排石汤

【组成】当归 15g，赤芍 15g，丹皮 9g，川牛膝 12g，金银花 15g，蒲公英 24g，川木通 9g，防己 9g，黄柏 9g，金钱草 30g，石韦 30g，萹蓄 24g，海金沙 15g，滑石 18g，甘草 3g。

【功效】清热利湿，活血排石。

【主治】淋证之石淋，湿热蕴结、血瘀气滞证。多见于泌尿系结石。

【用法】水煎服，每日 1 剂，分 2 次服。

【经验】李老认为，结石主要为湿热蕴结，煎熬尿液、杂质形成，结石日久，反复损伤血络，又可形成血瘀气滞。因此，在治疗上当以清热利湿、活血排石为主。方中当归、赤芍、丹皮行血化瘀；川牛膝引血下行；金银花、蒲公英消肿清热；川木通、防己、黄柏、石韦、萹蓄苦寒燥湿清热；金钱草、海金沙利下焦而治砂淋；滑石、甘草清热通淋。尿血者，加白茅根 30g，黑地榆 12g；腰腹疼痛者，加乌药 12g。〔李振生，郭淑云.国医大师李振华〔M〕.北京：中国医药科技出版社，2011，224-225〕

李振华：益气排石汤

【组成】黄芪 30g，党参 15g，白术 9g，茯苓 15g，桂枝 6g，泽泻 12g，生薏苡仁 30g，巴戟天 12g，菟丝子 24g，海金沙 15g，甘草 3g。

【功效】益气健脾，通利温阳。

【主治】淋证之石淋。多见于肾或输尿管结石，结石下移至膀胱，同时下焦湿热已清者。

【用法】水煎服，每日 1 剂，分 2 次服。

【经验】方中黄芪、党参、白术、茯苓、甘草、泽泻、生薏苡仁益气健脾、淡渗利湿；桂枝配巴戟天、菟丝子温肾通阳，助膀胱气化而增强排尿功能；海金沙利水而治砂淋。本方对于结石下移膀胱者有促使排出的作用，如结石直径较大，经较长时间服药效果不显著者，应采取手术治疗。〔郭淑云，李郑生.中国现代百名中医临床经验家丛书·李振华〔M〕.北京：中国中医药出版社，2008，269-271〕

何　任：知柏地黄丸加味

【组成】生地黄 20g，茯苓 20g，山药 20g，炒丹皮 10g，泽泻 10g，山茱萸 10g，蒲公英 30g，杜仲 10g，焦山栀 10g，滑石 10g，黄柏 10g，生甘草 10g。

【功效】补益肾阴，渗清湿热。

【主治】淋证。多见于尿路感染。

【用法】水煎服，每日 1 剂，分 2 次服。

【经验】何老认为，本证初起多由湿热积聚，流注膀胱。若日久不愈，或年老体弱，亦可由中气下陷，肾虚气化无力所致。故治以热者宜清、涩者宜利、隐者宜升、虚者宜补；对于素有肾亏，并受湿热之邪之淋证，以六味地黄丸益肾，再以栀子、黄柏、滑石、甘草渗清湿热。〔何任．肾膀胱病证诊治说略［J］．浙江中医学院学报，2003（6）：18-20〕

张　琪：薏苡附子败酱散化裁

【组成】薏苡仁 30g，附子 15g，败酱草 30g，白花蛇舌草 30g，甘草 15g。

【功效】清热利湿，助阳解毒。

【主治】淋证，阳虚兼热证。多见于尿路感染，慢性前列腺炎。

【用法】水煎服，每日 1 剂，分 2 次服。

【经验】薏苡附子败酱散出自《金匮要略》，主要用于治疗肠痈。张老认为尿路感染的病机与此方病机基本一致，故将该方化裁用于治疗慢性尿路感染。方中附子扶助阳气；败酱草、白花蛇舌草苦寒清热解毒、活血排脓；薏苡仁清热利湿。诸药温清并用，主治阳虚夹热之证，效果良好。〔梁光宇，王立范.张琪温清并用治尿路感染 ［N］.中国中医药报，2010-04-09（04）〕

张　琪: 加味八正散

【组成】白花蛇舌草 50g, 大黄 7.5g, 生地黄 20g, 萹蓄 15g, 瞿麦 15g, 木通 15g, 车前子 15g (布包), 小蓟 50g, 甘草 10g。

【功效】清热利湿, 凉血解毒。

【主治】淋证之血淋, 湿热毒邪蕴结下焦, 灼伤血络, 迫血妄行者。多见于肾小球肾炎, 症见肉眼血尿或尿黄赤, 尿中大量红白细胞, 尿道灼热或疼痛, 或腰痛、小腹痛, 口干, 舌红、苔黄腻, 脉滑数。

【用法】水煎服, 每日 1 剂, 分 2 次服。

【经验】本方由八正散化裁加白花蛇舌草、小蓟组成。方中白花蛇舌草清热解毒、利尿消肿, 用量宜大, 量小则效果不显; 大黄泻热止血; 瞿麦、萹蓄、车前子利湿泻热; 生地黄、木通降火, 利小便; 小蓟凉血止血。诸药配伍共奏清热利湿、解毒止血之效。辨证加减: 风热犯肺之咽喉肿痛, 发热咳嗽者, 加桑叶、菊花、金银花、连翘、杏仁等以疏散风热、外疏内清、表里同治, 外邪解而血尿亦随之痊愈。〔张佩青. 张琪教授辨治慢性肾炎的经验 (二) [J]. 中国临床医生, 2000, 28 (3): 14-17; 陈锐. 张琪血尿治验 [J]. 中国社区医师, 2012 (7): 21〕

张　琪：清热解毒饮

【组成】柴胡20g，生石膏50～100g，白花蛇舌草50g，金银花50g，连翘20g，蒲公英30g，瞿麦20g，生大黄5g，生地黄30g，玄参20g，甘草10g。

【功效】疏风清热，利湿解毒。

【主治】淋证之血淋。多见于急性肾小球肾炎、急性尿路感染尿血，症见尿液鲜红或如浓茶，恶寒发热，肢体酸痛，咽痛，尿频尿急涩痛，或腰痛，舌边尖红、苔白干，脉洪数或滑数。

【用法】水煎服，每日1剂，分2次服。

【经验】张老认为，本病多因外感风寒或寒湿之邪，循经入里化热，热伤肾与膀胱血络；或素有蕴热，复感外邪，热迫下焦，伤及血络而致。外有表邪，内有里热，属表里同病。张老指出，治若单用清里则表邪不除，且易引邪内陷；只用解表则里热不清，血亦难安，故用表里同治之法。方中柴胡解肌清热、透邪外出；生石膏解肌清热泻火；金银花、连翘、白花蛇舌草、蒲公英清热解毒；生地黄、玄参养阴清热；生大黄、瞿麦泻下焦湿热，利水通淋。诸药合用，外疏内清，表里皆安，血尿自止。〔朱永志，张少林．张琪教授论治血尿四法［J］．江苏中医，1994，15（10）：3-4〕

张 琪：温肾利湿饮

【组成】小茴香 15g，附子 7.5g，桂枝 15g，蒲公英 50g，白花蛇舌草 50g，淡竹叶 15g，白茅根 30g，小蓟 40g，熟地黄 20g，墨旱莲 20g，甘草 10g。

【功效】温肾清热，利湿止血。

【主治】淋证之血淋。多见于慢性肾盂肾炎、前列腺炎、精囊炎等，症见肉眼或镜下血尿，尿道灼热或尿有余沥，小腹凉，腰酸痛，排尿不畅，或尿色浑浊，舌苔白，脉沉滑或沉缓。

【用法】水煎服，每日 1 剂，分 2 次服。

【经验】张老认为，本病临床多以寒热错杂为主，既有湿热内蕴症状，如尿道灼热、排尿不畅等，又有肾阳不足，寒湿不除之症，如小腹凉、腰酸痛等。故张老指出，治疗若单用清热则寒邪不除，纯用温阳又能助热，只有寒温并用方能起效。方中茴香、附子、桂枝、熟地黄温补肾阳以祛寒邪；蒲公英、白花蛇舌草、竹叶清热利湿；白茅根、小蓟、墨旱莲凉血止血。诸药合用，温肾祛寒，清热解毒，兼以凉血止血。〔朱永志，张少林．张琪教授论治血尿四法〔J〕．江苏中医，1994，15（10）：3-4〕

张 琪：桃黄止血汤

【组成】桃仁15g，大黄7～10g，桂枝10g，赤芍20g，生地黄30g，白茅根50g，小蓟30g，侧柏叶20g，甘草10g。

【功效】泻热逐瘀，凉血止血。

【主治】淋证之血淋，热壅下焦，瘀热结滞，血不归经证。多见于肾小球疾病，症见尿血色紫或尿如酱油色，或镜下血尿，排尿涩痛不畅，小腹胀闷或胀痛，腰痛，便秘，手足心热，舌暗红或红紫少津、苔白而干，脉滑或滑数。

【用法】水煎服，每日1剂，分2次服。

【经验】本方源自《伤寒论》桃核承气汤去芒硝加凉血止血之剂化裁而成。张老认为本方具有泻热逐瘀止血之功，方中桃仁、大黄为主药，桃仁活血祛瘀，大黄泻热祛瘀；桂枝通利血脉，与大黄、桃仁配伍，可增强破血逐瘀之功，与赤芍、生地黄、白茅根、小蓟等凉血止血之品配伍以增强泻热逐瘀止血之效。张老指出，应用本方必须有"瘀热内结"之证，如小腹满痛，小便赤涩，大便秘结，舌红苔干等。临床观察各类尿血，日久不愈，而有瘀热之象者，用之多可收效。但大黄用于凉血止血，量不宜大，量大则易导致腹泻。

〔张佩青．张琪教授辨治慢性肾病的经验（二）[J]．中国临床医生，2000，28（3）：14-17；张琪·跟名师学临床系列丛书．张琪[M]．北京：中国医药科技出版社，2010，72〕

张 琪：益气凉血清利方

【组成】黄芪 30g，党参 20g，生地黄 20g，赤芍 20g，黄芩 15g，白茅根 25g，小蓟 30g，侧柏叶 20g，墨旱莲 20g。

【功效】益气养阴，清利湿热，凉血止血。

【主治】淋证之血淋，气阴两虚，湿热留恋，血失固摄证。多见于肾小球疾病，症见肉眼或镜下血尿，尿黄赤而灼热，倦怠乏力，五心烦热，口干而黏，舌淡红、苔白微腻或少苔。

【用法】水煎服，每日 1 剂，分 2 次服。

【经验】张老认为，血尿日久必伤气阴，且湿热内停又易灼伤血脉。方中黄芪、党参益气，生地黄、墨旱莲、黄芩、赤芍养阴清热凉血；白茅根、小蓟、侧柏叶清热利湿止血。辨证加减：热盛者，加栀子、白花蛇舌草；若湿热渐去，常配龙骨、牡蛎、海螵蛸、茜草以固摄止血。〔张佩青.张琪教授辨治慢性肾病的经验（二）〔J〕.中国临床医生，2000，28（3）：14-17〕

张 琪：增减清心莲子饮

【组成】黄芪30g，党参20g，石莲子15g，地骨皮15g，柴胡15g，黄芩15g，茯苓15g，麦冬15g，车前子15g（布包），白花蛇舌草30g，益母草30g，甘草10g。

【功效】益气养阴，清利湿热。

【主治】淋证，气阴两虚，湿热留恋证。多见于慢性肾病蛋白尿持续不消，血浆蛋白低，症见周身乏力，少气懒言，口干舌赤，食少纳呆，五心烦热，无浮肿或轻微浮肿，舌淡红或舌尖赤、苔薄白或苔白微腻，脉细数或滑。

【用法】水煎服，每日1剂，分2次服。

【经验】清心莲子饮原方主治淋浊崩带。张老认为，慢性肾病蛋白尿从中医角度属水谷之精微下注，取其补气与清利湿热兼施治疗本病，获得较好疗效。方中党参、黄芪、甘草补气健脾，助气化以治气虚不摄之蛋白尿，但气虚火热故用地骨皮、柴胡退肝肾之虚热；黄芩、麦冬、石莲子清心肺之热；茯苓、车前子利湿；益母草活血利湿；白花蛇舌草清热解毒，合之具有益气固摄、清热利湿解毒之功，奏补中寓清之妙。〔张佩青.张琪教授辨治慢性肾病的经验（二）[J].中国临床医生，2000，28（3）：14-17；肖相如.随张琪侍诊心得[J].辽宁中医杂志，2008，35（2）：182-183〕

张 琪：加味八味肾气丸

【组成】熟地黄 20g，山茱萸 15g，山药 20g，茯苓 20g，泽泻 15g，丹皮 15g，肉桂 7g，附子 7g，菟丝子 20g，枸杞子 20g，桑螵蛸 15g，金樱子 20g。

【功效】补肾壮阳摄精。

【主治】淋证之膏淋。多见于慢性肾病日久，肾气不足，固摄失司，精微外泄所致蛋白尿日久不消，症见腰酸乏力，头晕耳鸣，遗精滑泄，舌体胖、质淡红，脉沉或沉而无力。

【用法】水煎服，每日 1 剂，分 2 次服。

【经验】方中熟地黄、山茱萸、枸杞子补益肾阴而摄精气；山药、茯苓健脾渗湿；肉桂、附子补命门真火而引火归元；再加桑螵蛸、金樱子、菟丝子以固摄精气；泽泻利湿而泄肾浊，并能解地黄之滋腻；丹皮清泄虚热，并制山茱萸之温涩。肾中真阴真阳皆得补益，阳蒸阴化，肾气充盈，精微得固，而诸症自消。辨证加减：若伴有脾虚，加党参、黄芪、莲子等；若以肾阴虚表现为主，症见口干咽燥，手足心热，尿色黄赤，脉细数等，减附子、肉桂，加知母 20g，黄柏 20g，女贞子 15g，墨旱莲 20g。〔张佩青.张琪教授辨治慢性肾病的经验（二）〔J〕.中国临床医生，2000，28（3）：14-17〕

张　琪：清热利湿解毒饮

【组成】土茯苓 25g，萆薢 20g，白花蛇舌草 30g，萹蓄 20g，竹叶 15g，山药 20g，薏苡仁 20g，滑石 20g，通草 10g，白茅根 25g，益母草 30g，金樱子 15g。

【功效】清热利湿解毒。

【主治】淋证之膏淋，因湿热毒邪蕴结下焦，精微外泄所致蛋白尿。症见慢性肾炎日久，水肿消退或无水肿，尿蛋白持续不消失者。

【用法】水煎服，每日 1 剂，分 2 次服。

【经验】张老认为，慢性肾炎日久多夹湿热，湿热不除则蛋白尿不易消除。在应用清利湿热药物时，要注意防止苦寒伤脾。本方除金樱子外，皆淡渗利湿之品，务使清热不碍脾，利湿不伤阴，以轻灵淡渗取效。金樱子为固涩之品，在清热利湿药中加入一味固涩之品有通中寓塞之义。辨证加减：如病久气虚者亦可于方中加入黄芪 30g，党参 20g，扶正与祛邪同时并举；咽痛者可加山豆根 20g，重楼 30g，玄参 15g，麦冬 15g。〔张佩青. 张琪教授辨治慢性肾病的经验（二）[J]. 中国临床医生，2000，28（3）：14-17〕

张 琪：山药固下汤

【组成】生山药 30g，芡实 15g，莲子 15g，黄柏 15g，车前子 15g，山茱萸 15g，菟丝子 15g，萆薢 20g，益母草 20g，甘草 10g。

【功效】补肾健脾固摄，清利湿热。

【主治】淋证之膏淋。多见于慢性肾病日久，脾肾俱虚，精微不固，夹有湿热所致蛋白尿。

【用法】水煎服，每日 1 剂，分 2 次服。

【经验】本方重用山药健脾固肾，辅以芡实、莲子健脾固摄；山茱萸、菟丝子补肾固精；再加黄柏、车前子、萆薢、益母草清利湿热，补中有清，通补兼施，对慢性肾病属脾肾两虚失于固摄夹有湿热者为适宜。〔张佩青.张琪教授辨治慢性肾病的经验（二）〔J〕.中国临床医生，2000，28（3）：14-17〕

张　琪：滋肾清热活血汤

【组成】生地黄 15g，熟地黄 15g，山茱萸 15g，山药 15g，茯苓 15g，丹皮 15g，泽泻 15g，枸杞子 20g，女贞子 20g，知母 15g，黄柏 15g，赤芍 20g，丹参 20g。

【功效】补肾阴，清虚热，祛瘀血。

【主治】淋证之膏淋。多见于慢性肾病肾阴不足，阴虚火旺，封藏失职，精微暗耗之蛋白尿。

【用法】水煎服，每日 1 剂，分 2 次服。

【经验】本方乃六味地黄汤加味组成，六味地黄汤滋补肾阴，加生地黄、知母、黄柏清热凉血泻火；阴虚火旺易灼伤脉络，煎熬阴津而致气血凝涩，故加赤芍、丹参以活血通络，诸药合用使阴津扶、虚热清、气血行则肾之封藏有利，精微得固。〔张佩青. 张琪教授辨治慢性肾病的经验（二）[J]. 中国临床医生，2000，28（3）：14-17；吴大真. 国医大师验案良方·肝胆肾卷 [M]. 北京：学苑出版社，2010，181〕

张　琪：加味知柏地黄汤

【组成】知母 20g，黄柏 15g，熟地黄 20g，山茱萸 15g，山药 20g，丹皮 15g，茯苓 15g，泽泻 15g，龟甲 20g，阿胶 15g（烊化），甘草 15g。

【功效】滋阴补肾，降火止血。

【主治】淋证之血淋，属肾阴不足，虚火妄动，伤及血络，血溢脉外者。多见于慢性肾小球肾炎，症见腰酸腰痛，耳鸣目花，心烦口干，手足心热，舌质红、少苔或无苔，脉细数。

【用法】水煎服，每日 1 剂，分 2 次服。

【经验】张老在长期临床实践中总结，阴虚火旺之尿血，既不可用桂、附以助阳伤阴，又不可用苦寒之剂以直折其热，必以"壮水之主，以制阳光"，则诸症自除。本方以大补真阴之六味地黄汤加知母、黄柏、龟甲以滋阴清热，使水升火降则诸症可平；阿胶育阴止血，治阴虚火动之出血最宜。如尿血较重，也可加入三七、墨旱莲、生地炭、仙鹤草等止血药，标本兼顾。〔张佩青.张琪教授辨治慢性肾病的经验（二）[J].中国临床医生，2000，28（3）：14-17；吴大真.国医大师验案良方·肝胆肾卷[M].北京：学苑出版社，2010，187〕

张　琪：防己黄芪汤加减

【组成】黄芪30g，防己20g，茯苓30g，泽泻30g，丹参20g，益母草30g，柴胡20g，桂枝15g，赤芍15g，红花15g，薏苡仁30g，附子15g，牛膝15g，木瓜15g，川续断15g，赤茯苓20g，杜仲15g，狗脊15g，瞿麦20g，萹蓄20g，车前子20g，甘草15g。

【功效】益气健脾，活血利水。

【主治】淋证，脾气虚弱，湿阻血瘀证。多见于慢性膀胱炎。

【用法】水煎服，每日1剂，分2次服。

【经验】方中黄芪、茯苓益气健脾，同时亦有利水之功；防己性善下行，尤善祛下半身水湿停留；泽泻、薏苡仁、赤茯苓、萹蓄、瞿麦、车前子清热利湿通淋；附子、桂枝温补阳气以助运化水湿；丹参、益母草、赤芍、红花活血祛瘀，益母草同时又有利水之效；柴胡升举脾胃之清阳之气，使阳气得升、水湿得化；木瓜舒筋活络；牛膝活血祛瘀、强筋壮骨、利尿通淋；川续断、杜仲、狗脊均能补益肝肾、强筋健骨；甘草调和诸药。〔张佩青.张琪肾病医案精选［M］.北京：科学出版社，2008，175〕

张　琪：滋肾通关丸合八味肾气丸加减

【组成】熟地黄 25g，山茱萸 15g，山药 15g，茯苓 15g，丹皮 15g，泽泻 15g，黄柏 15g，知母 15g，肉桂 10g，附子 10g，瞿麦 20g，萹蓄 20g，车前子 20g，大黄 7g，桃仁 15g。

【功效】调补阴阳，清热利湿，活血化瘀。

【主治】淋证，肾阳衰微，肾脾气虚，湿阻血瘀证。多见于前列腺增生合并尿路感染。

【用法】水煎服，每日 1 剂，分 2 次服。

【经验】方中重用熟地黄滋补肾阴，山茱萸、山药补肝脾而益精血，此所谓"善补阳者，必于阴中求阳"；加肉桂、附子之辛热，助命门以温阳化气，诸药相伍，补肾填精，温肾助阳，乃阴中求阳之治；泽泻、茯苓利水渗湿，丹皮泻火，其意为补中寓泻，使邪去补乃得力，并防滋阴药之腻滞。滋肾通关丸中黄柏、知母苦寒清湿热、滋阴水；同时少佐肉桂，寒因热用，俾助命门之火，增加膀胱的气化、蒸发作用，使湿热清除，气化得司；佐以萹蓄、瞿麦、车前子利尿通淋；大黄、桃仁活血化瘀。诸药合用，温而不燥、滋而不腻，助阳之弱以化水、滋阴之虚以生气，使肾阳振奋，气化复常，则诸症自除。〔张佩青．张琪肾病医案精选［M］．北京：科学出版社，2008，180；孙元莹，张海峰，郭茂松．著名老中医张琪治疗劳淋临证举隅［J］中国乡村医生杂志，2000（7）：6-7〕

张 琪：当归拈痛汤

【组成】当归15g，羌活15g，防风15g，升麻15g，猪苓15g，泽泻15g，茵陈20g，黄芩15g，白术15g，苍术15g，苦参15g，知母15g，甘草10g。

【功效】祛风清热，利湿止血。

【主治】淋证之血淋。多见于慢性肾小球肾炎血尿日久不愈，症见反复咽痛咽痒，尿黄赤，舌苔白；或慢性肾炎急性发作而尿血不愈，属于风湿热邪内蕴，灼伤脉络，或外感风湿热邪循经入侵于肾所致者。

【用法】水煎服，每日1剂，分2次服。

【经验】当归拈痛汤为李东垣《兰室秘藏》治疗湿热的名方，张老常用此方加减治疗慢性肾小球肾炎血尿日久不愈，风湿热邪内蕴证。方中羌活散风除湿，猪苓、泽泻甘淡利湿；苍术、白术健脾燥湿；苦参、黄芩、茵陈、知母苦寒清热除湿；升麻解毒清热，引清气上行以散风湿，再加当归补血活血。诸药合用，上下分消湿热，使壅滞得以宣通。〔张佩青．张琪教授辨治慢性肾病的经验（二）〔J〕．中国临床医生，2000，28（3）：14-17〕

张　琪：参芪地黄汤

【组成】红参 15g，黄芪 15g，熟地黄 20g，山茱萸 15g，山药 20g，茯苓 20g，泽泻 15g，龙骨 20g，牡蛎 20g，海螵蛸 20g，茜草 15g。

【功效】健脾补肾，益气摄血。

【主治】淋证之血淋，脾肾气虚，脾不统血，肾失封藏证。多见于慢性肾小球肾炎血尿日久不愈或镜下血尿，症见尿血淡红，腰酸痛，倦怠乏力，四肢不温，面色萎黄或㿠白，气短懒言，舌质淡、苔白，脉弱或沉。

【用法】水煎服，每日 1 剂，分 2 次服。

【经验】本方为脾肾双补之剂，红参、黄芪补气健脾，气足则血得摄，脾健则血自统；六味地黄汤补肾以固摄，配合龙骨、牡蛎、海螵蛸、茜草收敛固涩，治尿血脾肾两亏，血失统摄证。〔张佩青．张琪教授辨治慢性肾病的经验（二）〔J〕．中国临床医生，2000，28（3）：14-17〕

张　琪：加味理血汤

【组成】乌贼骨20g，茜草20g，龙骨20g，牡蛎20g，白头翁15g，白芍20g，阿胶15g，山药20g，丹皮15g，知母10g，黄柏10g，血余炭20g，地榆炭20g，三七10g，赤石脂20g，儿茶15g，焦山栀子15g，甘草15g。

【功效】补肾固脱，清热凉血止血。

【主治】淋证之血淋。多见于慢性肾炎患者尿血病程日久伤肾阴者。

【用法】水煎服，每日1剂，分2次服。

【经验】方中龙骨、牡蛎、茜草、乌贼骨固摄尿血，收涩开通；山药补肾健脾、统摄补血；白芍酸寒敛阴；白头翁性寒凉，清肾脏之热，并有收敛作用；赤石脂、儿茶、血余炭、地榆炭等皆有收敛固涩止血的作用。〔王今朝，张佩青，李淑菊.张琪教授运用大方复治法治疗慢性肾脏病的经验浅析［J］. 中医药信息，2007，24（5）：38-39〕

张　琪：益气养阴摄血合剂

【组成】侧柏炭 20g，大黄炭 10g，阿胶 15g（烊化），蒲黄炭 15g，生地黄 25g，熟地黄 25g，黄芪 25g，党参 20g，血余炭 15g，地榆炭 20g，小蓟 30g。

【功效】摄血宁血，活血止血。

【主治】淋证之血淋。多见于慢性肾病气阴两虚型血尿，症见血尿迁延不愈，周身乏力，气短心悸，腰膝酸软，咽干口燥，手足心热，脉沉细或细数无力。

【用法】水煎服，每日 1 剂，分 2 次服。

【经验】方中黄芪、党参益气摄血；生地黄、熟地黄、阿胶滋阴清热以宁血；侧柏炭、大黄炭、蒲黄炭、血余炭、地榆炭等为活血之品，用其炭则有止血之用，既可止血，又不致留瘀。〔肖相如. 随张琪侍诊心得〔J〕. 辽宁中医杂志，2008，35（2）：182-183〕

张 琪：经验方1

【组成】柴胡 20g，生石膏 75g，白花蛇舌草 50g，金银花 50g，蒲公英 50g，连翘 20g，瞿麦 20g，大黄 5g，生地黄 20g，玄参 20g，甘草 10g。

【功效】疏表清热，利湿解毒。

【主治】淋证之热淋、血淋。多见于急性泌尿系感染、急性肾炎血尿，症见恶寒发热，肢体酸痛，小便频数急、涩痛，尿血鲜红，或尿色如浓茶，腰痛，下腹痛，舌苔白干，脉洪数或滑数。尿镜检见有红、白细胞，或伴有脓球。

【用法】水煎服，每日 1 剂，分 2 次服。

【经验】泌尿系统感染多罹于寒冷潮湿，起始皆恶寒，肢节酸痛，随之即发热，故用柴胡以解肌清热；石膏甘辛大寒，生用清热泻火，除烦止咳；白花蛇舌草、金银花、连翘、蒲公英、甘草皆清热解毒之品；生地黄、玄参养阴清热；生大黄、瞿麦泻下焦湿热，利水通淋。合而用之，对于泌尿系统感染有表证者甚效。辨证加减：血尿明显者，加白茅根、大小蓟、藕节以凉血止血；但对于感染性血尿，必加清热解毒之品，否则疗效不佳。〔陈锐．张琪血尿治验〔J〕.中国社区医师，2012（7）：21〕

张 琪: 经验方 2

【组成】竹叶 15g, 蒲公英 50g, 白花蛇舌草 50g, 白茅根 50g, 小蓟 40g, 茴香 20g, 附子 7.5g, 桂枝 15g, 熟地黄 25g, 墨旱莲 20g, 木通 15g, 甘草 10g。

【功效】祛寒逐湿, 清热凉血。

【主治】淋证之血淋。多见于慢性肾盂肾炎、前列腺炎、精囊炎等之血尿, 症见排尿不畅, 尿道灼热, 小溲带血, 时混有黏液, 少腹寒凉, 舌苔白, 脉象沉滑或沉缓。

【用法】水煎服, 每日 1 剂, 分 2 次服。

【经验】张老认为, 慢性肾盂肾炎、前列腺炎常规检查以大量红细胞、白细胞为主, 不少病证既有湿热内蕴证候, 如尿不畅、灼热, 肉眼血尿或镜下血尿, 又有肾经寒湿证候, 如少腹寒凉、腰酸痛、睾丸冷, 女性（肾盂肾炎）则有白带淋漓等。治疗如果只着眼清热利湿, 则寒邪不除, 必须寒温并用, 才能恰中病情。方中白花蛇舌草、蒲公英、竹叶、木通清热解毒利湿, 白茅根、小蓟、墨旱莲凉血止血, 熟地黄、桂枝、附子、茴香温补肾阳以驱寒邪, 用于此类血尿甚效。〔陈锐.张琪血尿治验［J］.中国社区医师, 2012（7）: 21〕

张　琪：经验方3

【组成】人参15g，白术15g，黄芪30g，当归15g，茯苓20g，熟地黄25g，山药20g，泽泻15g，杜仲15g，菟丝子15g，赤石脂20g。

【功效】健脾补肾，益气摄血。

【主治】淋证之血淋。多见于慢性肾炎、肾盂肾炎、肾结核等之血尿，症见尿血淡红，面色萎黄，饮食减少，腰酸肢冷，倦怠少气，舌质淡，脉弱。

【用法】水煎服，每日1剂，分2次服。

【经验】张老认为，本病脾肾两亏，脾失统摄，故治之切忌渗泄，血止后可酌加养阴之品。方中赤石脂甘涩温，具固涩止血之功，治血尿日久不止，属滑脱者为宜。〔陈锐.张琪血尿治验［J］.中国社区医师，2012（7）：21〕

张 琪：经验方 4

【组成】生地黄 20g，熟地黄 20g，山药 20g，白头翁 15g，阿胶 15g（烊化），生白芍 15g，金樱子 15g，龙骨 15g，牡蛎 25g，海螵蛸 20g，茜草 10g。

【功效】滋阴益肾，凉血固摄。

【主治】淋证之血淋。多见于慢性肾炎、前列腺炎、乳糜尿等之血尿，症见小便乳白、混浊，夹有血丝、血块，头晕，腰酸，倦怠乏力，五心烦热，溺时涩痛，时发时止，舌质红、苔薄黄、脉细数。

【用法】水煎服，每日 1 剂，分 2 次服。

【经验】古人谓"溺血有溺孔精道之别"。溺孔之血，其来近者出自膀胱，其来远者出自小肠；精道之血，必自精宫、血海而出，多因房劳，以致阴虚火动，营血妄行。溺孔之血，相当于泌尿系感染；精道之血，似概括前列腺炎、精囊及子宫等疾病。方中生熟地黄、山药、阿胶滋补肾阴以固脱；生白芍养血敛阴；白头翁性寒，味苦而涩，凉血之中大有固脱之力，故用以清肾脏之热；茜草、海螵蛸化滞而固脱；金樱子、龙骨、牡蛎收敛固脱。诸药相合，组成滋肾益阴、凉血固摄之剂。〔陈锐.张琪血尿治验［J］.中国社区医师，2012（7）：21〕

张　琪：经验方5

【组成】黄芩50g，党参30g，生地黄20g，熟地黄20g，白茅根50g，小蓟50g，侧柏炭20g，大黄炭7.5g，血余炭20g，蒲黄炭15g，阿胶15g（烊化），甘草10g。

【功效】益气养阴，清热止血。

【主治】淋证之血淋。多见于慢性肾炎、慢性肾盂肾炎、肾结核等之血尿，症见血尿日久不愈，气短乏力，腰酸痛，手足心热，尿色黄，舌赤苔白，脉虚弦或数而无力。

【用法】水煎服，每日1剂，分2次服。

【经验】张老认为，本证的病机为气不摄血，阴分亏耗，余热不清，血络损耗，为虚中夹实之证。方中黄芩、党参补气，熟地黄、阿胶补肾益阴，尤其阿胶为治虚劳羸瘦、阴气不足、诸失血之要药。血尿日久，其本虚，其标多兼有热，故方内加用黄芩、白茅根、小蓟等清热凉血之品。其他诸炭，既止血，又有清热化瘀之功。随症加减，如滋阴之枸杞子、玉竹、山茱萸，收敛止血之海螵蛸、茜草、墨旱莲、花蕊石，清热之焦山栀、丹皮，补血之当归、白芍等，皆可据症选用。张老指出只有审证准确，治疗才能有的放矢，获得良效。〔陈锐.张琪血尿治验［J］.中国社区医师，2012（7）：21〕

张 琪：消坚排石汤

【**组成**】金钱草 50～75g，三棱 15g，莪术 15g，鸡内金 15g，丹参 20g，赤芍 15g，红花 15g，丹皮 15g，瞿麦 20g，萹蓄 20g，滑石 20g，车前子 15g，桃仁 15g。

【**功效**】行气活血，软坚化积。

【**主治**】淋证之砂淋、石淋。多见于尿路结石。

【**用法**】水煎服，每日 1 剂，分 2 次服。

【**经验**】尿路结石属中医学砂淋、石淋病，其病多因湿热久蕴煎熬尿液，皆为砂石，阻塞尿路所致，故排尿艰涩而中断；尿路阻塞、气血瘀滞，故腰腹绞痛；砂石损伤脉络，故尿血。治疗此病用清热利湿、涤石通淋法有一定效果。其机制是通过药物的利尿作用，增加尿流量，促进输尿管蠕动，有利于结石排出。但据张老临床观察，这一治法的作用有一定限制。对结石停留于上尿路，特别是肾盏较高部位、体积较大者则效果不显。尤应重视的是，凡结石停留必使气血阻遏，而结石之排出又必赖气血之宣通以推动之。基于以上理论，张老除用清利湿热之剂外，常伍以行气活血、软坚化积之品。一方面使气血畅通，另一方面使结石溶化，效果较好。方中金钱草为治疗尿路结石之首选药，具有清热解毒、利尿排石、活血散瘀之作用，为主药；三棱、莪术、生鸡内金破积软坚行气；赤芍、丹皮、丹参、桃仁、红花活血化瘀、散痛消肿，再配以萹蓄、瞿麦、滑石、车前子清热利湿。上药相互协同，故能奏溶石排石之效。辨证加减：如结石体积大难以排出，可加入穿山甲、皂刺以助其散结消坚之作用；如病程久、肾气虚者可辅以补肾之剂，如熟地黄、枸杞、山茱萸、菟丝子等；肾阳不足可加肉桂、附子、茴香等，兼气虚者配以黄芪、党参以益气。〔张琪.跟名师学临床系列丛书·张琪［M］.北京：中国医药科技出版社，2010，221〕

张镜人：经验方

【组成】生白术 9g，金钱草 30g，海金沙藤 30g，炒知母 5g，黄柏 5g，生鸡内金 5g，虎杖 9g，炒川续断 15g，炒陈皮 5g，王不留行 9g，冬葵子 9g，炒牛膝 9g，三棱 5g，莪术 5g，香谷芽 12g。

【功效】清热利湿，通淋排石。

【主治】淋证之石淋，湿热蕴结证。多见于泌尿系结石。

【用法】水煎服，每日 1 剂，分 2 次服。

【经验】张老认为，石淋之患每因下焦湿热，煎熬日久，膀胱气化失司，夹瘀痰互结而为砂石，阻于尿道而成"淋"，故治疗时应以清热利湿排石为主；同时活血化瘀，以加强或促使尿石早消早化。方中金钱草、生鸡内金、海金沙藤清利湿热，排石消坚；黄柏、知母、虎杖清下焦湿热；三棱、莪术活血破瘀；冬葵子利尿通淋；加王不留行走而不守；牛膝引药下行；陈皮、谷芽理气和中悦胃。〔谭同来.百家名医治验实录·泌尿系结石［M］.太原：山西科学技术出版社，2011，308-309〕

周仲瑛：清心莲子饮

【组成】黄芪50g，党参30g，地骨皮20g，生地黄20g，南沙参15g，北沙参15g，麦冬10g，柴胡15g，黄芩15g，车前子20g，石莲子15g，黄柏20g，猫爪草15g，鬼箭羽15g。

【功效】益气补肾，滋阴清热。

【主治】淋证之膏淋，气阴两虚，兼夹湿热证。多见于慢性肾炎蛋白尿。

【用法】水煎服，每日1剂，分2次服。

【经验】周老认为，肾小球肾炎初期多表现为气阴两虚，日久迁年则转而伤阴，"阳损及阴"形成气阴两伤，治疗方面要顾及气虚，同时也要顾及阴虚。本方黄芪、党参皆为补气之药，生地黄、南北沙参、麦冬养阴生津，地骨皮、石莲子、黄柏、黄芩、柴胡滋阴清热，用于治疗肾小球肾炎之蛋白尿，取其益气滋养、清热秘精之效。本方虽然治疗气阴两虚，但用大剂量黄芪重在补气。现代药理研究证实，黄芪能够显著减少尿蛋白，有调节免疫功能及抗菌之功效。

〔汪雪梅，郭立中，金妙文，等.周仲瑛教授诊治慢性肾小球肾炎蛋白尿临证经验［J］.实用中医内科杂志，2010，24（3）：6-7］

周仲瑛：参芪金匮丸

【组成】熟地黄 30g，山茱萸 20g，山药 30g，茯苓 30g，泽泻 15g，丹皮 15g，肉桂 6g，附子 10g，黄芪 30g，党参 20g，菟丝子 20g，金樱子 20g。

【功效】补肾固摄。

【主治】淋证之膏淋、血淋，由肾气不足，固涩失司，精微外泄所致。多见于慢性肾炎以蛋白尿、血尿为主。

【用法】水煎服，每日 1 剂，分 2 次服。

【经验】方中熟地黄、山茱萸补肾阴而益精气；黄芪、党参补气健脾；山药、茯苓、泽泻健脾渗湿；丹皮清虚热；肉桂、附子补命门真火而引火归元，再加金樱子以固肾气，菟丝子以益肾添精。临床显示效果甚佳。〔汪雪梅，郭立中，金妙文，等 . 周仲瑛教授诊治慢性肾小球肾炎蛋白尿临证经验［J］. 实用中医内科杂志，2010，24（3）：6-7〕

周仲瑛：经验方

【组成】土茯苓 50g，萆薢 20g，益母草 20g，萹蓄 20g，竹叶 15g，山药 20g，薏苡仁 30g，滑石 30g，白茅根 30g，鬼箭羽 15g，猫爪草 15g，金樱子 15g。

【功效】清热利湿解毒。

【主治】淋证之膏淋，乃湿热毒邪蕴结下焦所致之精微外泄。多见于慢性肾炎以蛋白尿为主。

【用法】水煎服，每日 1 剂，分 2 次服。

【经验】周老认为，湿热不除则蛋白难消，强调应用清热利湿药时，要注意防止苦寒伤脾。本方皆淡渗利湿之品，务使清热不碍脾，利湿不伤阴，以轻灵淡渗取效。金樱子为固涩之品，加入清热利湿药中寓通中夹涩之意。〔汪雪梅，郭立中，金妙文，等.周仲瑛教授诊治慢性肾小球肾炎蛋白尿临证经验〔J〕.实用中医内科杂志，2010，24（3）：6-7〕

周仲瑛：自拟益肺补肾解毒利湿方

【组成】生地黄 30g，南沙参 15g，北沙参 15g，麦冬 10g，玉竹 15g，石斛 15g，白术 20g，怀山药 30g，玉米须 20g，太子参 30g，薏苡仁 30g，金银花 15g，连翘 15g，土茯苓 30g，猫爪草 15g，鬼箭羽 15g，菟丝子 20g，车前子 30g，黄芪 30g。

【功效】益肺补肾，解毒利湿。

【主治】淋证之膏淋，由肺肾两虚，湿毒浸淫所致之精微外泄。多见于慢性肾炎以蛋白尿为主。

【用法】水煎服，每日 1 剂，分 2 次服。

【经验】周老认为，慢性肾炎的发病及长期尿蛋白难以消除，与机体的免疫功能低下有关。周老采用"金水相生，肺肾同治"思想治疗本病。本方功在益肺补肾以固根本，解毒利湿以缓症状，标本兼治达到治疗慢性肾炎蛋白尿的目的。方中黄芪益气；太子参补益脾肺，益气生津，与黄芪配伍，补益之效大增；生地黄、山药、菟丝子益肾滋阴；南北沙参、麦冬、玉竹、石斛养阴生津；金银花、连翘、土茯苓、猫爪草、车前子清热解毒利湿。〔汪雪梅，郭立中，金妙文，等.周仲瑛教授诊治慢性肾小球肾炎蛋白尿临证经验〔J〕.实用中医内科杂志，2010，24（3）：6-7〕

周仲瑛：三妙散加减

【组成】苍术10g，黄柏10g，川牛膝10g，石韦10g，冬葵子10g，瞿麦12g，沉香6g，乌药6g，琥珀3g（研末分吞），王不留行10g，滑石15g（包煎），泽兰15g，泽泻15g，车前子12g（包煎）。

【功效】调养通利，活血消石。

【主治】淋证之石淋。多见于泌尿系结石。

【用法】水煎服，每日1剂，分2次服。

【经验】周老认为，无论何种淋证，治疗总宜标本兼顾，通补合用，在调养通利的基础上，参以化气、利水、活血、消石等法，方可取得较好疗效。肾结石发病初期，主要表现为发作性腰腹疼痛，伴尿血等症明显，故全方用药以利湿化瘀、通淋排石治标为主。方中苍术、黄柏、川牛膝组成三妙散，清热利湿；加用石韦、冬葵子、瞿麦、滑石、车前子等滑利之品，利尿通淋；泽兰、泽泻行水活血；琥珀、王不留行活血通利。〔单书健，陈子华.古今名医临证金鉴·淋证癃闭卷［M］.北京：中国中医药出版社，2011，163；谭同来.百家名医治验实录·泌尿系结石［M］.太原：山西科学技术出版社，2011，132-134〕

路志正：清热渗湿汤

【组成】桑寄生 12g，苍术 9g，川草薢 15g，土茯苓 15g，白花蛇舌草 15g，连翘 12g，龙胆草 12g，乌药 9g，川牛膝 9g。

【功效】渗湿清热。

【主治】淋证之热淋，湿热下注，热留伤阴证。多见于急性膀胱炎。

【用法】水煎服，每日 1 剂，分 2 次服。

【经验】肾藏精而司五液，与膀胱相表里。肾虚开阖失司，湿热下注州都，膀胱宣化失司，出现小便不畅。张景岳在《景岳全书·淋浊》中提出"凡热者宜清，涩者宜利，下陷者宜提升，虚者宜补，阳气不固者宜温补命门"的治疗原则，路老认为正确掌握标本缓急，审其主次缓急，杂合以治。故先以渗湿清热、通利膀胱治其标，待病情好转，再以养阴益肾治其本。〔张凤云，张凤莲，马学英.路志正教授同病异治尿道感染验案 2 则［J］.光明中医，2010，25（8）：1342-1343〕

路志正：无比山药丸加减

【组成】党参15g，沙参15g，石斛9g，麦冬9g，山药12g，生白术9g，土茯苓15g，鸡冠花12g，白芍9g，熟地黄12g，山茱萸10g，砂仁13g，菟丝子9g，泽泻9g。

【功效】益气养阴，补肾健脾。

【主治】淋证之劳淋，气阴不足，脾肾两虚证。多见于慢性肾盂肾炎。

【用法】水煎服，每日1剂，分2次服。

【经验】路老认为，湿热下注膀胱，致膀胱气化不利，湿邪久困伤脾，热羁伤及气阴，久病及肾，肾气不足，失其固摄，故虽有膀胱不利之症，亦表现有明显气阴亏虚，脾肾不足之症。路老主张治以益气养阴补肾，佐以健脾利湿。而不拘于"淋证忌补"之说，方选无比山药丸化裁。方中党参、沙参、山药、生白术补气健脾；熟地黄、山茱萸滋肾阴，砂仁拌炒熟地黄，使其滋而不腻，滋阴而不助湿；菟丝子温阳，宗"善补阴者，必于阳中求阴"；沙参、石斛、麦冬滋脾阴，滋阴而不助湿；土茯苓、泽泻、鸡冠花淡渗利水而不伤阴。适时加入补肾助阳药物治疗劳淋，不仅起效迅速，而且远期疗效巩固。〔张凤云，张凤莲，马学英，等.路志正教授同病异治尿道感染验案2则［J］.光明中医，2010，25（8）：1342-1343〕

颜德馨：经验方 1

【组成】升麻 9g，泽泻 9g，生蒲黄 9g（包煎），血见愁 9g，炒知母 9g，炒黄柏 9g，炮山甲 9g，牛膝炭 9g，黄芪 30g，生薏苡仁 30g，石韦 15g，茯苓 12g，熟大黄 6g，黄连 2.4g。

【功效】健运中州，升清降浊。

【主治】淋证之膏淋、劳淋。多见于乳糜血尿。

【用法】水煎服，每日 1 剂，分 2 次服。

【经验】颜老针对乳糜血尿病程长、神疲乏力、脉息重等老年患者，主张治疗当以升清降浊并重。方中黄芪、升麻益气升清，薏苡仁、茯苓健脾，炒知母、炒黄柏、大黄、黄连清热，泽泻、石韦利湿，蒲黄、血见愁、炮山甲、牛膝炭化瘀。〔颜新，刑斌，赵昊龙. 颜德馨妙用升清降浊法治疗泌尿系统疾病验案 3 则〔J〕. 中医药学刊，2002，20（9）：12-13〕

颜德馨：经验方2

【组成】熟附子9g，炮山甲6g，威灵仙10g，三棱10g，莪术10g，牛膝10g，海金沙10g，石韦10g，乌药10g，金钱草15g，车前草20g。

【功效】温肾通络，利水通淋。

【主治】淋证之石淋。多见于肾结石。

【用法】水煎服，每日1剂，分2次服。

【经验】颜老认为，大凡尿石症初起，多因湿热蕴结下焦，或膀胱郁热，煎灼尿液成石；尿石病久，则易与尿中瘀浊互结，多夹有瘀血征象，故治当以"通"为主。方中附子、乌药辛温补肾，再配以牛膝、三棱、莪术、炮山甲等活血化瘀之品，加威灵仙、海金沙、石韦、金钱草、车前草等利尿通淋之品，可增强辛开祛湿、通利排石的作用。〔颜德馨.中国百年百名中医临床家丛书·颜德馨［M］.北京：中国中医药出版社，2011，111；谭同来.百家名医治验实录·泌尿系结石［M］.太原：山西科学技术出版社，2011，112-113〕

颜德馨：加味葵子散

【组成】冬葵子 90g，云茯苓 30g，飞滑石 30g，芒硝 15g，生甘草 7.5g，肉桂 7.5g。

【功效】清热通淋。

【主治】淋证之石淋。多见于尿路结石。

【用法】上述药物共研为细末，和匀，每服 3g，开水送下。

【经验】方中冬葵子利水滑窍为君；滑石、云苓利尿通淋为臣；芒硝软坚破积、肉桂温阳化气为佐；甘草缓急止痛为使。诸药配合，具有清热利湿、通淋排石之功，适用于湿热蕴结尿路之证。〔魏江磊. 颜德馨方药心解［M］. 北京：中国中医药出版社，2010，78〕

颜德馨：二至丸合小蓟饮加减

【**组成**】生地黄 12g，女贞子 15g，小蓟 30～60g，蒲黄炭 12g，藕节 12g，丹皮 10g，山栀 10g，竹叶 12g，白茅根 30g，墨旱莲 15g，地骨皮 12g。

【**功效**】滋阴化瘀。

【**主治**】淋证之血淋，阴虚内热证。多见于血尿。

【**用法**】水煎服，每日 1 剂，分 2 次服。

【**经验**】颜老认为，素体阴虚、邪热伤阴（包括风热、湿热、热毒等）、情志过极郁而化热伤阴、误服或过服温补之品等原因导致阴虚生内热，迫血妄行，故尿血，应用滋阴化瘀之法治疗。方中所用白茅根、小蓟以鲜为佳，用量宜大至 30～60g，女贞子、墨旱莲为滋阴补肾为必用之品。辨证加减：若风热外感，鼻塞咽痛者，加菊花 12g，金银花 15g，荆芥 6g，连翘 12g 以辛凉解表；湿热留恋，小便时有灼热感者，加石韦 12g，黄柏 10g 以清热利湿；热毒壅盛，有咽喉、扁桃体、皮肤感染者，加金银花 15g，紫花地丁 15～30g，蒲公英、大青叶各 15g 以清热解毒；风入肾络，以血尿和腰痛为主且较久者，加忍冬藤、鸡血藤各 30g，牛膝 12g，全蝎 3g，以祛风通络止血；阴虚夹瘀，久治不愈且有瘀血征象者，加丹参 15g，川芎 6g，当归 12g，红花 5g，赤芍 12g 以活血化瘀止血。〔吕立言．颜德馨教授治疗肾炎血尿临证经验浅识［J］．中医药学刊，2004，22（5）：784；吴大真．国医大师验案良方·肝胆肾卷［M］．北京：学苑出版社，2010，183〕

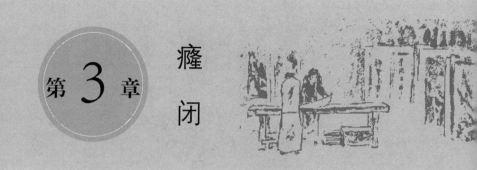

第3章 癃闭

癃闭主要是由于肾与膀胱气化失司而导致尿量减少，排尿困难，甚则小便闭塞不通为主症的一种疾患。其中又以小便不利，点滴而短少，病势较缓者为"癃"；以小便闭塞，点滴不通，病势较急者为"闭"。癃和闭虽有区别，但都是指排尿困难，只有程度上的不同，因此多合称为癃闭。小便的通畅，有赖于肾和膀胱的气化作用，又与肺、脾、三焦有关。治疗当据"腑以通为用"的原则，着眼于通。实证治宜清湿热、散瘀结、利气机而通水道；虚证治宜补脾肾、助气化，使气得化，小便自通。根据"上窍开则下窍自通"的理论，尚可应用开提肺气的治法，开上以通下，即所谓"提壶揭盖"之法治疗。若小腹胀急，小便点滴不下，内服药物不济急，应配合导尿或针灸以急通小便。凡现代医学中各种原因引起的尿潴留及无尿症，如神经性尿闭、膀胱括约肌痉挛、尿路结石、尿路肿瘤、尿路损伤、尿道狭窄、老年性前列腺增生、脊髓炎等出现的尿潴留及肾功能不全引起的少尿、无尿等都可以参照本章内容辨证论治。

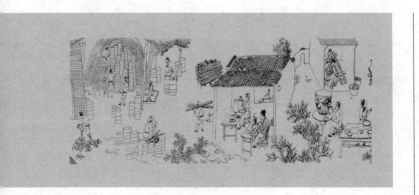

　　本章收录了邓铁涛、朱良春、任继学、李玉奇、李济仁、李振华、李辅仁、何任、张琪、张灿玾、张学文、张镜人、裘沛然、颜德馨等国医大师治疗本病的验方29首。邓铁涛常以五苓散为主方治疗；朱良春创内外合治之简便廉验法，标本同治；任继学则喜用通阳利水开窍法；李玉奇认为利尿为治标、实脾为治本；李济仁重视解毒排毒，健脾益肾；李振华擅长以健脾补肾、益气养阴、通利小便取效；李辅仁扶正滋肾，佐以清热利湿法治疗，"寓通于补"，多获佳效；何任认为癌症复以癃闭告急，为元气所伤，肾阳不足，气化无权，阴水内停所致，宜遵温补肾阳、通闭救急之法，倘若湿热之邪聚结，宜清热利湿为主；张琪注重运用清利湿热法治疗；张灿玾认为本病多由膀胱失约、气化不利所致，治疗应注重化气利小便；张学文多采用益气逐瘀之法治疗；张镜人认为见闭即利，重伤气阴，气化愈衰则癃闭益甚，必蹈舍本逐末误区，故应溯本求源，养阴生津，兼宣气化；裘

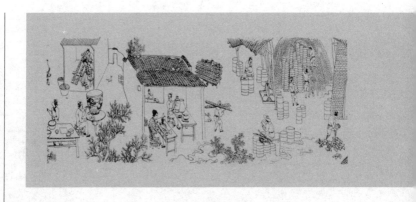

　　沛然认为真阴不足、肾气不固是导致该病发生的根本原因，治疗应补肾化气，滋阴清热；颜德馨则重视恢复三焦气化功能，常用温肾化气、升清降浊、宣畅肺气三法。

邓铁涛：海金沙合五苓散加减

【组成】海金沙 9g，猪苓 9g，泽泻 9g，茯苓 9g，肉桂心（煨）15g，车前子 9g。

【功效】清利湿热。

【主治】癃闭，下焦余热夹湿证。

【用法】先冲服海金沙，再水煎余下方药，每日 1 剂，分 2 次服。

【经验】邓老认为，湿热未解宜用海金沙以渗利下焦，再服五苓散加减以通利水道，使余热湿邪从水道清除。五苓散利湿行水，分消水气。方中泽泻直达肾与膀胱，利水渗湿之力强；车前子清热利尿；猪苓、茯苓甘淡渗利，增强利水渗湿之力；用轻量肉桂心者所以激荡肾气，鼓邪下达，亦反佐之义也。〔邓铁涛．癃闭治验两则 [J]．广东医学：传统医学版，1965（6）：20〕

朱良春：宣癃汤

【组成】蝉蜕 30g，生黄芪 20g，当归、麦冬、王不留行各 10g，肉桂 3g，益母草 60g。

【功效】利尿通闭。

【主治】产后癃闭。

【用法】用益母草 60g 煎汤代水煎药，每日 1 剂，分 2 次服。

【经验】产后因尿道括约肌痉挛而致潴留者，朱老常用验方"宣癃汤"，一般多在服药 4 小时后自动排尿。本方黄芪益气；麦冬养阴；当归、王不留行活血祛瘀；肉桂助阳化气；益母草利尿消肿。蝉蜕为散风热、定痉搐之佳品，故认为有"开上泄下""提壶揭盖"的作用。经动物实验证实，蝉蜕能降低横纹肌紧张度，增强肌张力，因而促进排尿。〔朱良春.朱良春〔M〕.北京：中国中医药出版社，2001，181-182〕

朱良春：桃红四物汤加减

【组成】当归尾 10g，赤芍 10g，桃仁 10g，红花 10g，刘寄奴 15g，王不留行 15g，败酱草 30g，生地黄 15g，鸡内金 15g，甘草 6g，蛭蟀散。

【功效】清化湿热，消瘀散结。

【主治】前列腺增生所致癃闭，证属湿热夹瘀者。

【用法】取蛭蟀散（水蛭 4g，蟋蟀 1 对）共研细末，分 2 次吞；并用上药煎汤送服，每日 1 剂，分 2 次服。

【经验】前列腺增生多为湿热夹瘀，阻于下焦，致膀胱气化不利，小溲不爽，余沥不尽，甚则癃闭（尿潴留）。桃红四物汤以祛瘀为核心，辅以养血、行气。方中桃仁、红花、当归、赤芍活血祛瘀；易熟地为生地，取其清热之意，以防滋腻；鸡内金通淋化瘀排石；蛭蟀散化湿热，消瘀结；加用刘寄奴、王不留行活血通利；败酱草清热解毒，活血行瘀。诸药合用，疗效较佳，一般连用 7～14 剂，多获佳效。〔朱良春. 朱良春［M］. 北京：中国中医药出版社，2001，180〕

任继学：滋肾通关丸合宣阳汤加减

【组成】通草25g，知母15g，黄柏15g，肉桂15g，石菖蒲15g，威灵仙15g，地肤子15g，乌药10g，竹叶10g，蝼蛄1只，蟋蟀1只。

【功效】开窍豁痰，通阳化气。

【主治】癃闭。

【用法】每日1剂，每剂煎取600mL，早、晚饭后分服。

【经验】滋肾通关丸出自李东垣《兰室秘藏》，为治疗癃闭的良方。药仅三味，方中肉桂辛甘大热，气厚纯阳，入肾之血分，补命门相火之不足，肾中真阳得补，则膀胱气化得复；黄柏、知母二味，相须而行，下润肾燥而滋阴，肾之阴阳同时得补，则膀胱气化自然通利。宣阳汤为张锡纯《医学衷中参西录》中治疗癃闭的验方。方中威灵仙气味辛咸，"辛泄气，咸泄水，其性善走，能宣疏五脏，通行十二经络"，为宣通气机之佳品；地肤子入膀胱，补阴利水；石菖蒲芳香而散，能通利九窍；通草可通窍利水；乌药辛温香窜，上入肺、脾，下通肾经，病之属气者兼用，能通利上、中、下三焦气机，助膀胱气化；蝼蛄味咸性寒，为利水通便之佳品；蟋蟀性微温，味辛咸，不仅有较强的利水作用，且有温肾壮阳之功。纵观内服方，既有通窍之功，又具化气利水之能，证、法、药相符，验之临床，每获佳效。因蝼蛄、蟋蟀利水功用较峻，因此任老强调小便既通，则此两药宜去，以免伤正。〔任玺洁，张志强. 任继学教授验案3则[J]. 新中医，2003，35（4）：8-9〕

李玉奇：加味肾沥汤

【组成】黄芪 40g，白术 20g，当归 40g，鹿角霜 40g，附子 10g，肉桂 5g，泽泻 20g，知母 40g，葫芦子 40g，滑石 20g，黄柏 15g，王瓜皮 50g，冬瓜仁 25g，灯心草 10g，葶苈子 10g，地龙 15g，防己 20g，地肤子 10g。

【功效】温补肾阳，阳中求阴。

【主治】癃闭。

【用法】水煎服，每日 1 剂，分 2 次服。

【经验】李老认为，久病导致阴虚内热，阳气濒于衰竭，阴精耗损于内，阳气耗损于外，而形成肢厥等脾肾阳虚指征。若利水必伤阴津，而尿反少而闭，久而形成尿毒症。故本病治疗应以利尿为标，实脾为本，利尿先实脾，脾实尿自利，而脾实当能摄养肾水。方中黄芪、白术补益健脾；鹿角霜、附子、肉桂补火助阳，温补脾肾；知母、黄柏清下焦之虚热，葫芦子、滑石、王瓜皮、冬瓜仁、地肤子清热利湿，化瘀散结；泽泻、灯心草、葶苈子、防己、地龙利水渗湿，通利小便。诸药合用，寒湿并用，标本兼治。〔李玉奇.中医百年百名中医临床家丛书·李玉奇［M］.北京：中国中医药出版社，2001，38-40〕

李玉奇：经验方

【组成】大黄 6g（后下），郁李仁 12g，佩兰 10g，苦参 15g，王不留行 20g，葶苈子 15g，商陆 10g，杏仁 10g，桔梗 6g，防己 15g，大腹皮 15g，金钱草 30g，蝼蛄 1 只。

【功效】泄浊解毒，通关利尿。

【主治】水气病，湿浊内阻，三焦闭塞，肾关不开，水道不通证。症见小便不通，尿量极少，全身水肿，恶心呕吐。

【用法】水煎服，每日 1 剂，分 2 次服。

【经验】中医学理论认为，中医水气病难以治愈的原因是致病邪气有不同于一般疾病的特点：一是本病因湿毒浊邪为患，毒性甚剧，伤人脏腑重，耗伤气血甚；二是此邪性善内伏，待机而起，当机体稍受六淫之袭或起居失宜或七情不调，则内伏之湿毒浊邪即乘机而起，攻击脏腑，耗其气血，令人再病；三是此邪根深蒂固，各种疗法只能消其势不能除其根，余邪内蕴，日久复盛再发，故而导致本病病情缠绵，病势危重，必定复发，难以治愈。故李老治本病以祛邪为先，提出的治水气病八法，皆以泄浊解毒为基础，泄浊解毒为治疗本病的核心疗法。采用攻补兼施以攻为主的八种疗法常获佳效。同时，李老主张祛邪之剂不宜过度峻猛，也不宜过分柔和，应有适当法度。方中大黄泄热通浊；郁李仁下气利水，润燥滑肠；佩兰芳香化湿；苦参清热燥湿兼利尿；葶苈子、商陆利水消肿，分消水气；桔梗、杏仁宣通肺气，升清降浊；另加防己、大腹皮、金钱草、王不留行、蝼蛄利水渗湿，通利小便。〔刘林，王垂杰，郭恩绵．李玉奇教授治疗水气病经验［J］．世界中医药，2013（6）：644-645〕

李济仁：经验方

【组成】黄芪 30g，白术 15g，石韦 15g，土茯苓 20g，泽泻 20g，姜半夏 9g，广陈皮 15g，竹茹 10g，白花蛇舌草 20g，山栀 10g，菟丝子 15g，枸杞子 15g，生大黄 10g（后下），益母草 20g。

【功效】健脾益肾，清热化浊。

【主治】癃闭，脾肾两虚，湿热内蕴证。

【用法】水煎服，每日 1 剂，分 2 次服。

【经验】李老认为，慢性肾衰一般在病变进展期，或感受外邪促使病变加剧时，以邪实为主；病变在稳定阶段，则表现以正虚为主。另外，在慢性肾衰的整个治疗过程中应注意调理脾胃，因脾胃为后天之本，气血生化之源，不论饮食还是用药方面，都宜顾护胃气，否则食药难进，预后不佳。本方以黄芪补气，白术健脾，土茯苓、泽泻健脾除湿利水，石韦加强利尿功效，姜半夏辛温而燥湿，广陈皮健脾理气，加竹茹清胃热；白花蛇舌草、山栀子、益母草以清热、解毒；生大黄泻下攻积，清热泻火，使湿热浊邪从大便而去；菟丝子、枸杞子补肾益精，在清热利水的基础上加补益之品，使攻不伤正。〔李艳.国医大师李济仁［M］.北京：中国医药科技出版社，2011，141-142〕

李振华：经验方

【组成】西洋参10g，白术10g，茯苓15g，陈皮10g，山药20g，木香6g，砂仁10g，川厚朴10g，枳壳10g，郁金10g，乌药10g，白茅根15g，石韦15g，薏苡仁30g，泽泻15g，炒杜仲10g，盐黄柏10g，甘草3g。

【功效】益气养阴，健脾补肾，通利小便。

【主治】癃闭，气阴亏虚证。

【用法】水煎服，每日1剂，分2次服。

【经验】李老治疗该病以健脾补肾、益气养阴、通利小便而取效。药用西洋参、白术、山药、杜仲益气养阴，健脾补肾，以助气化；木香、砂仁、川厚朴、陈皮、郁金、枳壳、乌药理气而疏利气机，气行则有助于小便通利；泽泻、薏苡仁、黄柏、石韦、茅根清热利水、通利小便；甘草调和诸药，收到良好疗效。〔郭淑云．李振华学术思想与治验辑要［M］．北京：人民军医出版社，2012，240-242〕

李辅仁：萆薢分清饮加减

【组成】萆薢 10g，乌药 5g，石韦 30g，金银花 30g，白茅根 30g，滑石 30g，甘草 5g，石菖蒲 10g，泽泻 20g，墨旱莲 15g，车前草 20g，通草 3g，薏苡仁 15g。

【功效】清利湿热，通淋止血，淡渗利尿。

【主治】癃闭，膀胱湿热证。

【用法】水煎服，每日 1 剂，分 2 次服。

【经验】本方以萆薢分清饮为主加减，利湿化浊。方中萆薢为君，善于利湿，分清化浊；乌药温肾祛寒，暖膀胱以助气化；石菖蒲芳香化浊，分利小便；加金银花、滑石、泽泻清热利湿；加用墨旱莲、车前草配伍以益肾并清利湿热而止血；合石韦、白茅根通淋止血以增强功效；薏苡仁、通草利湿且能健脾。李老还指出老年人应少用木通，易引起尿血，李老常用通草代之，淡渗通利疗效好。

〔刘毅，李世华．李辅仁老年病独特治验——附李氏家传验方和祖传七坛药酒秘方〔M〕．北京：中国中医药出版社，2012，46-47〕

李辅仁：五苓散加减

【组成】知母10g，黄柏10g，茯苓皮30g，泽泻20g，猪苓20g，桂枝10g，炒白术10g，通草3g，车前子30g（布包）。

【功效】清化湿热，化气利水。

【主治】癃闭，肾气亏损，水湿不化，膀胱气化不利证。

【用法】水煎服，每日1剂，分2次服。

【经验】李老认为，癃闭是老年常见病，且易发生在其他疾病的发展过程中，如脑血管疾病、高血压、肾病等均可并发本病。年事已高，肾气虚衰患者，膀胱气化不利，湿热郁结膀胱，致本虚标实，治疗以清热利湿化气、通调水道为主。方中茯苓、泽泻、猪苓、桂枝、白术为五苓散，温阳化气，利湿行水；加车前子通利九窍、化气利水；真水不足，无阴则阳无以化，故膀胱气化无力，配知母、黄柏以滋肾与膀胱，使阴气滋润，阳气得以自化，小便则通。〔刘毅，李世华.李辅仁老年病独特治验——附李氏家传验方和祖传七坛药酒秘方［M］.北京：中国中医药出版社，2012，47-48〕

李辅仁：石韦苡仁汤

【组成】石韦 30g，炒白术 15g，砂仁 3g（后下），甘草 5g，藿香 10g，荷叶 5g，茯苓 20g，广木香 5g，党参 15g，女贞子 15g，墨旱莲 10g，川续断 10g，枸杞子 10g，生黄芪 15g，薏苡仁 15g。

【功效】益肾健脾，利水通淋。

【主治】癃闭，脾肾亏虚，气化不利证。

【用法】水煎服，每日 1 剂，分 2 次服。

【经验】李老认为，高龄老人，平素脾肾双亏，膀胱气化无力，宜标本兼治，以验方"石韦苡仁汤"治之获愈。方中枸杞子、川续断滋养肝肾，香砂六君子汤合二至汤用之不伤正，配石韦、薏苡仁通利，黄芪、党参扶正益气，并可使尿蛋白消失。〔刘毅，李世华.李辅仁老年病独特治验——附李氏家传验方和祖传七坛药酒秘方〔M〕.北京：中国中医药出版社，2012，48-49〕

李辅仁：滋肾丸加减

【组成】枸杞子 10g，女贞子 10g，知母 10g，黄柏 10g，败酱草 30g，蒲公英 10g，桃仁 5g，红花 5g，车前子 15g（布包），乌药 10g，瞿麦 10g，怀牛膝 10g，川楝子 5g，橘核 10g。

【功效】滋肾清热，活血利湿。

【主治】癃闭，肾阴亏虚，湿热内蕴，血瘀不畅证。

【用法】水煎服，每日 1 剂，分 2 次服。

【经验】李老认为，老年慢性前列腺炎的特点多为肾阴亏虚，湿热内蕴，血瘀不畅，宜用滋阴清热、利湿活血通络法治疗。用药以川楝子、橘核、乌药、败酱草、蒲公英理气止痛、清热利湿，尤以川楝子、橘核、乌药直达睾丸会阴，通过厥阴经络以消胀止痛，功效显著；知母、黄柏为滋肾丸，合枸杞子、女贞子滋养肝肾以扶正，可引药下行至病所；少量桃仁、红花活血化瘀、通络散结；车前子、瞿麦通淋利湿；怀牛膝补益肝肾，引药下行；配车前子通利小便，清热祛湿，故能取得较好疗效。〔刘毅，李世华.李辅仁老年病独特治验——附李氏家传验方和祖传七坛药酒秘方〔M〕.北京：中国中医药出版社，2012，49-50〕

何　任：真武汤加味

【**组成**】淡附片 9g（先煎），白术 9g，带皮茯苓 18g，杭白芍 12g，生姜 9g，冬瓜皮 30g，桑白皮 9g，车前子 9g，地骷髅 15g。

【**功效**】温阳利水，通闭救急。

【**主治**】癌症之癃闭。

【**用法**】水煎服，每日 1 剂，分 2 次服。

【**经验**】何老认为，癌症之癃闭，此为元气所伤，肾阳不足，气化无权，阴水内停所致。癌症患者病本"正虚邪凑"所致，病至晚期，则元气日亏，肾阳不足。肾者水火之脏也，生命之根本，元气之所系，与膀胱相表里，主气化、利水湿。元气受损，肾阳不足，则温煦失司，气化无力，水湿不能化，膀胱失利，遂至寒水凝结州都之官，而成癃闭。故以仲景真武汤加味，温壮肾阳，助其气化，复其温煦，温煦有度，气化复司，小便得以通利，癃闭自解。本方以淡附片为君药，辛甘性热，用之温肾助阳，以化气行水，兼暖脾土，温运水湿。臣以茯苓利水渗湿，使水邪从小便去；白术健脾燥湿。佐以生姜之温散，既助淡附片温阳散寒，又合茯苓、白术宣散水湿。杭白芍亦为佐药，其意有四：一者利小便以行水气，二者柔肝缓急以止腹痛；三者敛阴舒筋以解筋肉瞤动；四者可防止附子燥热伤阴，以利于久服缓治。另加冬瓜皮、桑白皮、车前子、地骷髅以利水，如此组方，温脾肾以助阳气，利小便以祛水邪。〔金国梁 . 何任用仲景方治疗疑难杂症举隅［J］. 中医杂志，1994，35（3）：150-151〕

何 任：八正散加减

【组成】金银花9g，黄柏6g，瞿麦9g，车前子9g，麻仁6g，生山栀9g，滑石12g，生甘草6g，青宁丸2.4g（吞）。

【功效】清热利湿。

【主治】癃闭，湿热下注证。

【用法】青宁丸吞服，余方水煎，每日1剂，分2次服。

【经验】何老认为，倘若湿热之邪结于膀胱，气化不利，即可形成癃闭。关于施治，《灵枢·本输》有"实则闭癃……癃闭则泻之"的明训，针对其湿热为患的病机，急投清利湿热之八正散加减。方中金银花、黄柏清热燥湿解毒；滑石善能滑利窍道，清热渗湿，利水通淋；瞿麦、车前子均为清热利湿常用品；佐以生栀子清泄三焦，通利水道；麻仁润肠通便，使湿热从大便而去；生甘草调和诸药，兼能清热、缓急止痛，是为佐使之用。加青宁丸以加强清热利湿之功。青宁丸主要由大黄、丹皮、甘草、泽泻、薄荷、地骨皮、茯苓、川石斛、黄柏、侧柏叶、玄参、连翘、当归、知母、车前子、猪苓等药物组成，具有清湿热、泻肝火、通便之功效。〔何任.何任医案选［M］.杭州：浙江科学技术出版社，1981，95〕

张 琪: 补肾温通饮

【组成】熟地黄20g, 山茱萸15g, 茯苓15g, 泽泻15g, 附子10g, 肉桂10g, 知母10g, 黄柏10g, 川椒10g, 茴香15g, 橘核15g, 大黄7g, 桃仁15g, 瞿麦15g, 萹蓄15g。

【功效】滋肾助阳, 化瘀利湿。

【主治】前列腺增生症所致癃闭, 肾阳虚衰, 湿浊瘀滞证。

【用法】水煎服, 每日1剂, 分2次服。

【经验】前列腺增生症又称前列腺肥大, 以排尿困难为主要临床特征, 张老治疗该病经验颇多, 尤在改善排尿困难等方面疗效颇佳。肾气为阴阳化合而成, 张老认为本病以肾阳虚衰为多见, 由于肾阳虚衰, 下焦虚寒, 致气凝血瘀, 痰湿互结不化, 久而成积, 阻塞水道, 酿而为癃闭。肾阳及肾气虚为致病之本, 痰浊血瘀为致病之标, 属本虚标实证, 自拟补肾温通饮治之。方中以八味肾气汤补肾温阳助气化; 茴香、川椒、橘核温通阳气, 辛开行气开窍; 知母、黄柏滋肾阴, 合肉桂为通关丸, 以防无阴则阳无以化, 有通关利水之效; 萹蓄、瞿麦清热利水通淋, 因癃闭, 膀胱尿潴留, 尿液兼夹湿热, 故须以清热利水; 辅佐桃仁、大黄化瘀血痰浊, 消坚化积。全方消补寒温并用, 扶正祛邪, 标本兼顾。张老特别指出大黄性味苦寒, 涤瘀结, 通腑泻浊, 但大黄用量必须注意患者之体质禀赋, 量小难达到药效, 量大又恐泻下过度, 常用量为7～15g。〔张琪, 张文康, 张佩青, 等. 中国百年百名中医临床家丛书·张琪〔M〕. 北京: 中国中医药出版社, 2003, 278-281〕

张 琪：经验方

【组成】知母 15g，黄柏 15g，木通 15g，车前子 15g，滑石 15g，栀子 15g，甘草 10g，肉桂 5g，瞿麦 20g，竹叶 15g，熟地黄 20g，萹蓄 20g，大黄 7.5g。

【功效】滋阴通关，清利湿热。

【主治】癃闭，肾阴不足，膀胱湿热证。症见小便涩痛，涓滴难下，尿色黄赤，大便干，数日不行，少腹满。

【用法】水煎服，每日 1 剂，分 2 次服。

【经验】前列腺肥大，属中医"癃闭"范畴，与肾及膀胱关系最为密切。《内经》云："膀胱者，州都之官，津液藏焉，气化则能出矣。"张老指出年高体瘦患者，小便涓滴不通，大便秘，舌质红干，脉沉滑而弦，证属肾阴亏耗，膀胱湿热蕴蓄。故本方采用黄柏、肉桂、知母、熟地黄滋肾通关；瞿麦、萹蓄、木通、车前子、栀子、滑石、竹叶清利湿热；大黄泄热通便，使阴分不足得复，下焦湿热得清。〔古凤江，张少麟. 张琪验案 4 则〔J〕. 中医杂志，1997，38（3）：148-149〕

张灿玾：济生肾气汤加减

【组成】生地黄 15g，山茱萸 10g，山药 10g，泽泻 10g，丹皮 10g，牛膝 10g，车前子 6g，桂枝 6g，杜仲 15g，川续断 15g，土茯苓 15g，金银花 15g，益智仁 6g，乌药 6g。

【功效】补肾益气，清热通窍。

【主治】癃闭，肾虚、膀胱气化不利证。

【用法】水煎服，每日 1 剂，分 2 次服。

【经验】本病始起，多因膀胱积热，然亦与肾有关。若病久不愈，反复多变者，多与肾及膀胱气化不利、脏腑气虚有关。张老治疗后期以虚为主的癃闭多从肾虚论治，常以济生肾气方加减，方以六味地黄汤加附子、肉桂、牛膝、车前子，取其温肾化气、利水消肿之效。因余热未尽，故去附子；肾虚不能强身，故加杜仲、续断以壮肾气；加金银花、土茯苓二药，清其余热，解其余邪，以解下焦之湿热；加益智仁、乌药以固肾气。〔张灿玾 . 国医大师张灿玾〔M〕. 北京：中国医药科技出版社，2011，198-200〕

张灿玾：猪苓汤加减

【组成】蜂蜜50g，芒硝15g，茯苓6g，猪苓9g，泽泻9g，滑石9g，阿胶9g（烊化）。

【功效】通腑泄热，清利膀胱。

【主治】癃闭，阳明腑实，膀胱不利证。

【用法】蜂蜜、芒硝开水冲化内服，余药水煎，每日1剂，分2次服。

【经验】张老认为，老年肾气虚衰，热结膀胱，气化不足，以致小便不利，复因导尿伤及血络，热邪结滞，前后二阴不通，几成险症。治疗应先直泻大肠，以通后阴；后利膀胱，以通前阴。方以芒硝泻下、润燥软坚，加蜂蜜共合润肠通便之效；猪苓为君，取其归肾、膀胱经，专以淡渗利水；臣以泽泻、茯苓之甘淡，助猪苓利水渗湿之力，且泽泻性寒兼可泄热，茯苓尚可健脾以助运湿；佐入滑石之甘寒，利水、清热两彰其功；阿胶滋阴润燥，既益已伤之阴，又防诸药渗利重伤阴血。〔张灿玾.国医大师张灿玾［M］.北京：中国医药科技出版社，2011，200〕

张灿玾：柴胡加龙骨牡蛎汤加减

【组成】柴胡 9g，黄芩 6g，制半夏 6g，茯苓 6g，泽泻 6g，生龙骨 6g，生牡蛎 6g，党参 6g，桂枝 6g，大黄 9g，生姜 3 片，大枣 3 枚（去核）。

【功效】清泄少阳与阳明之热。

【主治】癃闭，少阳阳明之腑证。

【用法】水煎服，每日 1 剂，分 2 次服。

【经验】张老认为，少阳与阳明之腑证者，实因膀胱与大肠二腑郁热在里，若不急为治，常易导致二便闭结不通之重症，尤其是老年人患此证，必当早医为是。可予仲景柴胡加龙骨牡蛎汤加减。若伤寒执法，当先少阳、后阳明，然本病以二便不畅，恐形成内闭之证，故特加大黄，两阳并治。方中柴胡、黄芩解表退热，以解外邪；大黄泻热通腑；半夏健脾和胃，降逆止呕；茯苓、泽泻以利水湿；桂枝、党参温补心阳，以助阳气；生牡蛎、生龙骨安神定悸；生姜、大枣缓和药性。〔张灿玾.国医大师张灿玾〔M〕.北京：中国医药科技出版社，2011，200-201〕

张灿玾：桂附地黄丸加减

【组成】熟地黄 15g，山茱萸 10g，山药 10g，丹皮 6g，茯苓 10g，泽泻 10g，肉桂 5g，制附子 5g，肉苁蓉 10g，生何首乌 10g，玄参 10g，猪苓 6g，生白术 6g。

【功效】温补肾阳，化气行水。

【主治】癃闭，肾虚、膀胱气化不利证。

【用法】水煎服，每日 1 剂，分 2 次服。

【经验】张老认为，老年癃闭多因老年肾虚，膀胱气化无力，导致小便排泄困难而成。治疗上，应着眼于治肾与膀胱表里二脏之气分为是，故以桂附地黄丸酌情加减，温补肾阳。如是，方得以增强膀胱之气化功能，使州都之官，利而有约，约而不闭，则水液自能畅行。方中肉桂、附子为君药，以温补肾阳；熟地黄滋阴补肾，益精填髓；山茱萸补养肝肾，并能涩精，取"肝肾同源"之意；山药、白术补益脾阴，亦能固肾；泽泻利湿而泄肾浊，并能减熟地黄之滋腻；茯苓、猪苓淡渗健脾，并助山药之健运，与泽泻共泄肾浊，助真阴得复其位；丹皮清泄虚热，并制山茱萸之温涩；何首乌、肉苁蓉补益精血；玄参以补肾气，助膀胱气化。诸药合用，共奏温补肾阳、化气行水之功。〔张灿玾.国医大师张灿玾［M］.北京：中国医药科技出版社，2011，202-203〕

张学文: 芪蛭丸

【组成】水蛭 6g, 黄芪 30g。

【功效】益气逐瘀。

【主治】癃闭。

【用法】将生晒淡盐水炙后的水蛭和黄芪共为细粉, 用蜂蜜制成丸剂, 每次 10g, 每日 2~3 次。

【经验】本方为张老祖传秘验方, 水蛭具有破血、逐瘀、通经的功能, 治疗大小便不通; 黄芪益气固表, 可以利水, 也可以托毒生肌。黄芪与水蛭相合, 取益气活血之功, 可泛用于一切气虚血滞之患。〔卢祥之. 国医大师张学文经验良方赏析［M］. 北京: 人民军医出版社, 2013, 194-197〕

张镜人：滋肾通关丸加减

【组成】皮尾参9g（另煎代茶），鲜生地黄30g，麦冬9g，鲜石斛30g，南沙参9g，北沙参9g，炙远志3g，广郁金9g，川萆薢9g，泽泻12g，琥珀屑1.5g，滋肾通关丸9g（包煎）。

【功效】养阴生津清热。

【主治】癃闭，肝肾阴亏，里热内炽证。症见小便点滴不出，夜间烦躁不宁，口干齿燥，胸闷心慌，少腹胀满，舌干绛，脉细滑。

【用法】水煎服，每日1剂，分2次服。

【经验】经云："膀胱者，州都之官，津液藏焉，气化则能出焉。"癃闭之证，有因湿热阻滞，下焦气化失司者；有因无阴而阳无以化者；有因中虚而溲便为之变者。若见一派阴亏火旺，津液欲枯之象，张老认为，治病当求其本，气阴所伤小便不利者，不可专利小便，以免津液重伤，气化愈衰则癃闭益甚。当急以养阴复液，滋肾清热，并守法长服，缓图其功。滋肾通关丸由李东垣创制，由黄柏、知母、肉桂组成。功效滋肾清热，化气通关。方用黄柏、知母之苦寒，清热燥湿而兼滋阴；更配少许肉桂，温养命门真阳，蒸水化气；张老加鲜生地黄、南沙参、北沙参、麦冬、鲜石斛滋阴清热，泽泻利水渗湿，炙远志、琥珀屑安神，广郁金行气，川萆薢利湿祛浊。〔王松坡.国医大师张镜人〔M〕.北京：中国医药科技出版社，2011，139-141〕

张镜人：补中益气汤加减

【组成】生黄芪 15g，柴胡 6g，炙升麻 3g，炙远志 3g，南沙参 9g，北沙参 9g，麦门冬 9g，炙甘草 3g，川石斛 9g，泽泻 12g，淡竹叶 9g，琥珀屑 1.5g（冲），谷芽 12g，滋肾通关丸 12g（包煎）。

【功效】养阴生津，补中益气。

【主治】癃闭。症见小便难以自解仍需通导，舌质淡红、有薄苔较润，脉弦、重按无力。

【用法】水煎服，每日 1 剂，分 2 次服。

【经验】张老指出气阴所伤小便不利者，不可专利小便，以免津液重伤，气化愈衰，当急以养阴复液，滋肾清热，治拟养阴之中兼补中益气。脉弦而重按无力，苔薄、质淡红，乃知阴液始复，中气仍虚，宜益气养阴同施，以期蒸化水液，升清降浊，各得其所。方中黄芪、升麻、柴胡取补中益气汤之意，益气升阳；加用南沙参、北沙参、石斛养阴生津，泽泻、淡竹叶清热，琥珀活血，配合滋肾通关丸清下焦湿热。如此气阴一复，气化得司，上行下达，小便自通，顽固性癃闭终见治愈。〔何宗健. 张镜人医案二则［J］. 云南中医杂志，1984（5）：40-41〕

裘沛然：滋肾通关丸合五苓散加减

【组成】熟地黄 24g，桂枝 18g，炒白术 18g，生莪术 18g，白茯苓 12g，炙甘草 15g，黄柏 12g，知母 15g，萹蓄草 15g，海金沙 15g（包煎），土牛膝 30g，生黄芪 30g，车前子 12g（包煎）。

【功效】补肾气，化气机，祛湿热，化瘀滞。

【主治】癃闭，肾虚湿热瘀滞，气化不及证。

【用法】水煎服，每日1剂，分2次服。

【经验】裘老认为，此乃真阴不足，肾气不固。以熟地黄为君药，以补真阴，用黄芪、炙甘草益气健脾，脾肾双补，使元气足则气化功能增强，固精缩尿治其本。故采用通关滋肾丸（裘老易肉桂为桂枝）合五苓散之意，以滋肾清热、化气开窍而达通利小便之目的，加用萹蓄草、土牛膝、车前子、海金沙以利水通淋，标本兼顾。本方更妙在加用、重用莪术，当有瘀邪结聚使然，而莪术入厥阴肝经，可祛瘀积而止痛，使药能直达病所而奏显效。〔王庆其.裘沛然医论医案集［M］.北京：人民卫生出版社，2011，284-285〕

颜德馨：三妙丸加减

【组成】炒升麻 9g，炒苍术 9g，炮山甲 9g，蒲公英 10g，川牛膝 9g，天台乌药 4.5g，茯苓 9g，盐知母 9g，盐黄柏 9g，焦山楂 9g，益母草 30g，泽泻 9g，石韦 9g，生蒲黄 9g，泽兰 9g。

【功效】清热化湿，活血散瘀。

【主治】癃闭，湿热夹瘀，清浊不分证。

【用法】水煎服，每日 1 剂，分 2 次服。

【经验】颜老认为，脾胃受伤，以致湿热结于下焦，气化受阻，尿道不利，后又有瘀血阻滞，方取三妙丸加味清湿热以清其源，用升麻、苍术、牛膝升清降浊，炮山甲、蒲黄、泽兰活血化瘀、软坚、利小便，疗效颇佳。李东垣认为小便不利有在气、在血之分，饮食劳倦，涩血耗气，故治宜燥湿化浊，湿去而瘀凝可除。张锡纯亦云："水饮必随气血流行，而后能达于膀胱，出为小便。"皆说明气血流通为诊治之关键。〔颜乾麟.国医大师颜德馨［M］.北京：中国医药科技出版社，2011，214-215〕

颜德馨：经验方 1

【组成】黄芪 30g，升麻 6g，盐水炒黄柏 9g，川楝子 9g，台乌药 9g，石韦 15g，益母草 30g，牛膝 9g，蒲公英 9g，炮山甲 6g，王不留行 9g，三棱 9g，莪术 9g。

【功效】升清降浊，活血软坚。

【主治】癃闭，气机不畅，瘀血内阻。

【用法】水煎服，每日 1 剂，分 2 次服。

【经验】颜老认为，前列腺炎属中医"癃闭"范畴，与全身气化功能失调密切相关，由于气机不畅，瘀血内阻，导致气化不及州都。治疗上，应抓住调节气化与活血化瘀两大关键，改善气化不仅利气，还必须善用补气、升气。方中黄柏、石韦清热利湿；牛膝利尿通淋；益母草利水活血，加升麻、黄芪，益气升阳，提壶揭盖；且活血化瘀当与软坚散结共伍，如王不留行、炮山甲、三棱、莪术同用，有相得益彰之妙。〔胡泉林.颜德馨医案医话集［M］.北京：中国中医药出版社，2010，64〕

颜德馨：经验方 2

【组成】制附子 9g，续断 9g，补骨脂 9g，菟丝子 9g，川牛膝
9g，泽泻 9g，狗脊 10g，桑寄生 15g，细辛 3g，肉桂 3g，小茴香
2.4g。

【功效】温肾化气。

【主治】癃闭，肾阳衰惫，膀胱气化不利证。

【用法】水煎服，每日 1 剂，分 2 次服。

【经验】颜老认为，病机在于下焦命门火衰，膀胱气化不利，故
用附子、肉桂、细辛、狗脊、续断、菟丝子温肾壮腰，加小茴香、
泽泻使药力直达下焦病所，再配伍牛膝益肾化瘀、引药下行，导浊
邪从小便而出，药合病机，故获良效。〔颜乾麟.国医大师颜德馨
［M］.北京：中国医药科技出版社，2011，215〕

颜德馨：经验方3

【组成】豆豉15g，黑山栀9g。滋肾通关丸12g（包煎）。

【功效】内外同治，开窍利尿。

【主治】癃闭。

【用法】两药为末，加葱、盐，捣烂成饼，贴于脐下关元穴。另配合口服滋肾通关丸。

【经验】颜老认为，癃闭有缓急之别，癃者久病，小溲淋漓点滴而出；闭者暴病，为溺闭，点滴不得出。若患者受各种因素诱发突然小便点滴不通，常配合外治疗法，可收"急则治其标"之效。外治之法每选渗透之药，必佐以辛温芳香之品，方可使药性透过皮毛，内达脏腑三焦，使气机畅通，窍开尿通，豆豉、葱、盐即是此意，内外同治，尤倚仗外治之法，即收窍通闭开之效。〔颜乾麟.国医大师颜德馨〔M〕.北京：中国医药科技出版社，2011，215-216〕

颜德馨：癃闭膏方

【组成】吉林人参 60g，西洋参 60g（二味另煎冲），丹参 150g，天麻 60g，丹皮 90g，怀牛膝 90g，决明子 300g，山茱萸 90g，灵芝 150g，海藻 90g，桃仁 90g，紫河车 30g，滁菊花 90g，枳壳 60g，生地黄 150g，熟地黄 150g，生蒲黄 90g（包煎），桔梗 60g，玉竹 150g，赤芍 90g，冬虫夏草 30g（另煎冲），制首乌 150g，当归 90g，佛手 60g，茯苓 90g，苍术 90g，白术 90g，虎杖 150g，枸杞子 90g，生山楂 150g，桑椹子 100g，桑枝 100g，菟丝子 90g，鸡血藤 150g，太子参 100g，炙黄芪 300g，青皮 45g，陈皮 45g，天冬 90g，麦冬 90g，泽泻 90g，龟甲胶 90g，鹿角胶 90g，冰糖 500g。

【功效】补养心脾。

【主治】癃闭，心脾两虚，水不涵木证。

【用法】上药共煎 3 次，去渣后文火熬糊，入龟甲胶、鹿角胶各 90g，白文冰 500g，烊化收膏。每晨以沸水冲饮 1 匙。

【经验】方中生熟地黄、何首乌、枸杞、山茱萸、菟丝子滋补肝肾；紫河车、龟胶、鹿胶等血肉有情之品，益精填髓，阴阳双补；黄芪、人参、西洋参、太子参补中益气；当归、桃仁、赤芍、丹参、鸡血藤、泽泻、蒲黄活血化瘀；天冬、麦冬、玉竹养阴生津；枳壳、青皮、陈皮、佛手疏肝理气。诸药配伍，乘冬藏及时调益，以求固本清源、净化血液之治，使气血条达，五脏元真通畅，使藏精气而不泻，传化物而不藏，脏腑各司其职，生化常得要妙，可长葆安康。〔屠执中.颜德馨膏方精华［M］.北京：中国中医药出版社，2009，66-67〕

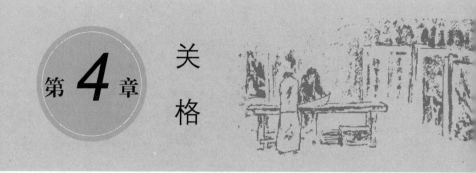

第**4**章 关格

关格是指由于脾阳亏损，肾阳衰微，阳不化水，水浊逗留，浊邪壅塞三焦，气化功能不得升降所致的小便不通与呕吐并见为临床特征的一种危重病证。小便不通名曰关，呕吐不止名曰格。本病多由水肿、癃闭、鼓胀、淋证、虚劳等病证传变而成。由于本病的发病机制十分复杂，且病程较长，在反复感邪、饮食劳倦等因素作用下，或失治误治，使其反复发作，迁延不愈。关格晚期，浊毒、瘀血相因为患，可致五脏俱伤而见正虚邪实，寒热错杂，变证多端，病情渐入危境。"治主当缓，治客当急"（《证治准绳·关格》）为本病的治疗原则，关格其"主"为脾肾阳虚，"客"为浊邪内蕴。故运用"缓"之法温补脾肾之阳，用药宜刚柔相兼，缓缓补之，忌用大剂量的峻补之品；运用"急"之法泄浊化痰，因浊为阴邪，易伤阳气，浊不去则阳不复，浊邪郁久可成毒，故当急祛浊。本病属现代医学的肾功能不全、肾衰竭、尿毒症等范畴。如急性肾炎、慢性肾炎、慢性肾盂肾炎、肾小球动脉硬化性肾病、糖尿病肾病、肝肾综合征、肾结石以及其他有关疾病晚期引起急性或慢性肾衰竭者均

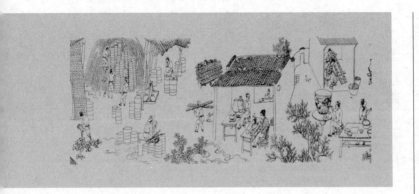

可参考本病辨证论治。

　　本章选择了朱良春、任继学、李济仁、李振华、何任、张琪、张镜人、周仲瑛、郭子光、裘沛然、路志正、颜正华、颜德馨等国医大师治疗本病的验方44首。朱良春对于二便关塞、邪无出路之危笃之症，主张中药内服与灌肠并施，治以温肾解毒、化瘀利水；任继学辨治肾衰从阴阳、虚实论治，主张补不足、损有余，急则治标、缓则治本，亦有以攻补兼施为主者，当又酌其轻重而立法焉；李济仁认为在慢性肾衰竭的整个治疗过程中，无论饮食、用药都宜顾护胃气，否则食药难进，预后必然不佳；李振华认为本证的主要病机为肺、脾、肾三脏功能紊乱，正气不得升降，阳虚阴逆，湿浊不能排泄，壅滞三焦，乃阴阳将要闭绝之危症，治以寒温并用，攻补兼施；何任认为本病病机错综复杂，常呈现虚实互见、五脏并损之局面，但仍以肾脏虚衰为根本之所在，治以益气温阳利水为法；张琪创用多元化论，并喜用大方复法，体现主次及轻重缓急，治疗以健脾补肾为主，兼以化湿浊、泻热、

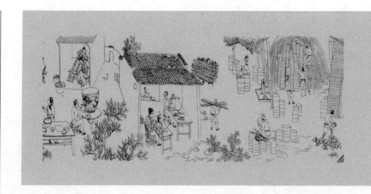

解毒、活血等诸法，正邪兼顾，恰中病机；张镜人认为湿热贯穿本病始终，主张治以清化湿热，和胃泄浊，益气养阴，并慎用刚燥之桂、附，常结合直肠给药的方法；周仲瑛认为脾肾亏虚、湿毒内蕴是本病发病的基本病机，瘀热在本病发生发展过程中的作用不容忽视，并主张从瘀热水结、瘀热血溢、瘀热阴伤、络热血瘀等方面进行辨证论治；郭子光认为慢性肾衰竭的早中期以肺肾虚损（兼有湿浊瘀滞）为主要病机，临证宜从肺肾虚损辨治；裘沛然认为本病多数表现为表里寒热虚实错杂，治疗常采用补气摄精、祛毒利尿法；路志正认为本病除主症外，兼症极为复杂，临床辨治重在分清其标本虚实，分别施治；颜正华主张治以滋阴补肾、利水消肿，采用地黄汤加减；颜德馨认为尿毒症治法在攻补之间，世多争议，邪去而后扶正，扶正勿忘祛邪，治则中多参和胃祛瘀法。

朱良春：经验方

【组成】熟附子 10～20g，生白术 20g，姜半夏 10g，紫丹参 30g，六月雪 30g，扦扦活 30g，党参 15g，绿豆 30g，白花蛇舌草 30g，半枝莲 30g，黄连 2g，益母草 120g。

【功效】温肾解毒，化瘀利水。

【主治】尿毒症。

【用法】先水煎益母草，取汁代水煎余药，每日 1 剂，分 2 次服。

【经验】朱老认为，慢性肾衰竭以肾虚为本，湿热、水毒、浊瘀为标，尤其在尿毒症阶段，更不能只治本，不治标。因此时血中非蛋白氮的指标明显升高，这是观察尿毒症轻重的重要标志，所以降低非蛋白氮为治疗本病的关键。朱老主张在温肾、补肾的同时，必须配合化湿热、利水毒、泄浊瘀之品，才能降低非蛋白氮，从而有利于危机的逆转。清热解毒、活血化瘀法有抑菌抗感染、改善微循环、解除肾小动脉痉挛、增加肾血流量、抑制或减轻变态反应性损害等作用。本方内服与清泄、解毒、化瘀之灌肠方结合，配合静脉推注醒脑静注射液。朱老总结，舌体的胖大或瘦长，是预测肾炎预后的指征。"慢肾"舌体胖大者，预后多较佳；如瘦长变薄者，则预后凶险。因舌为心之苗，而心与肾均属少阴经，足少阴肾经络舌本，有内在之联系。辨证加减：肌酐、尿素氮不下降者，加白金丸 6g（包煎）；皮肤瘙痒者加白鲜皮、地肤子各 30g；血压较高或有出血倾向者加生槐米 45g，广地龙 12g。症情稍见稳定后，即重用黄芪

90g，仙灵脾 30g 以温肾助阳，益气利水；尿量少者，另用蟋蟀 10g，人工牛黄 1g，琥珀 4g，共研细末，胶囊装，每服 4 粒，每日 2 次，有解毒、化瘀、利水之功。〔朱良春 . 治疗慢性肾炎的七点经验 [J]. 江苏中医杂志，1986（10）：10-11〕

朱良春：中药灌肠方

【组成】生大黄 10 ~ 20g，白花蛇舌草 30g，六月雪 30g，丹参 20g。

【功效】清泄、解毒、化瘀。

【主治】慢性肾衰竭，水毒病。

【用法】文火浓煎取汁 200mL，每日分 2 ~ 4 次保留灌肠。

【经验】朱老认为，在肾衰竭的尿毒症阶段，由于非蛋白氮、肌酐持续升高，浊阴上干，出现频繁呕吐，症情危笃，服药困难，采取中药保留灌肠，是一种有效的措施。它对呕吐、厌食、乏力、高血压及防止感染与出血，有明显作用，并可降低血中非蛋白氮、肌酐，使非蛋白氮等毒性物质从肠道排出，还可降低血钾，减轻肾周围水肿，改善肾血流量，有利于肾功能之恢复，促使症情好转。朱老主张同时配合中药口服、醒脑静注射液静脉推注。诸药合同，温肾解毒、化瘀利水，事半功倍。辨证加减：有阴凝征象者，加熟附子 15g，苍术 20g；血压较高或有出血倾向者，加生槐米 45g，广地龙 15g；湿热明显者，加生黄柏 20g；阴虚者，加生地黄、川石斛各 20g。〔朱良春.治疗慢性肾炎的七点经验［J］.江苏中医杂志，1986（10）：10-11〕

朱良春：补肾健脾泄浊汤

【组成】生黄芪30g，仙灵脾15g，制附子6g，生白术20g，潞党参15g，全当归10g，川芎10g，丹参20g，石韦20g，扦扦活30g，六月雪30g，土茯苓45g，甘草6g。

【功效】补肾健脾，渗湿泄浊。

【主治】慢性肾炎氮质血症期，属脾肾两虚，浊阴内遏证。

【用法】水煎服，每日1剂，早晚分服。

【经验】方中黄芪益气培本，促进血液循环，兼能利水，有助于肾功能恢复；党参、白术补益脾胃之气；附子、仙灵脾温肾助阳，直补先天；土茯苓淡渗利湿，直泄肾浊；当归、川芎、丹参活血化瘀以祛瘀毒；石韦、六月雪、扦扦活活血利水；甘草调和诸药。诸药合用，共奏补肾健脾、渗湿泄浊之功。如血压偏高者，去附子，加广地龙15g；湿热明显者，加生黄柏20g，六月雪30g。〔邱德文，沙凤桐，熊兴平.中国名老中医药专家学术经验集·第4卷〔M〕.贵阳：贵州科技出版社，1997，259〕

任继学：补肾壮阳饮

【组成】仙茅 15g，韭子 15g，鹿胶 15g，鹿茸粉 15g（分冲），龟胶 15g，白术 15g，土茯苓 15g，爵床 50g，党参 15g，砂仁 10g，枸杞子 15g，茜草 10g。

【功效】补肾壮阳，健脾降浊。

【主治】肾衰竭，脾肾阳衰证。症见颜面灰白晦滞，畏寒喜暖，四肢浮肿发冷，腹胀纳呆，呕逆，甚则腹水，大便溏薄，小便色白短少，水肿按之如泥，没指凹陷不能起，久而则复，舌体胖大、质淡红有齿痕、苔白而滑，脉多沉迟无力，亦有沉缓者。

【用法】水煎服，每日 1 剂，分 2 次服。

【经验】任老认为，肾命之所以受害而为病，是因久患慢性之疾，正衰邪留，肾气内变，肾体有瘘而发，然有先从真阳受损而起者，亦有先从真阴受伤而发者。病起于阳者，则阳亏而不振，使命火无生成之本，必然造成命火欲息之势，则相火亦无生化之源，相火内乏，下不能温肾，中不能煦脾养胃，则中焦不运不化，升降功能呆滞，清者欲升不达，浊者欲降不行，又相火内虚不能内寄于肝，则肝乏少阳温化之力，引起疏泄功能障碍，则症见纳呆、腹胀，甚则恶心、呕吐、乏力等。正由于相火乏于下，不能上温润于肺，则肺无肃降之力、治节之能、宣发之功，造成通调水道功能不全，三焦水道不利，则水津内停，久而内泛外溢而成水肿、气短、心悸、胸闷之患。本方为任老治疗肾衰竭脾肾阳衰证的经验方，以补肾壮阳为主，佐以健脾利水降浊之品。〔任继学．悬壶漫录［M］．北京：北京科学技术出版社，1990，278-283〕

任继学：补肾养阴汤

【组成】淡菜 15g，龟甲胶 15g，熟地黄 20g，阿胶 10g，黄精 15g，砂仁 10g，爵床 50g，土茯苓 200g，白术 15g，佛手 15g，石斛 20g，女贞子 50g。

【功效】滋阴补肾，理脾。

【主治】肾衰竭之脾肾阴竭证。症见颜面虚浮灰白，唯两颧微红，口干咽燥不渴，喜冷不欲饮，腰酸，腹中热痞，手足心热，便结，下肢浮肿，肌肤有烘热感，小便短少，色黄赤，舌体瘦、质红干、苔少或根部苔黄少津，脉沉数而虚。

【用法】水煎服，每日 1 剂，分 2 次服。

【经验】任老认为，肾衰竭病发于阴者，先天之精必乏，精乏则不能生髓，髓虚则病变有二：一为髓虚不能养脑，脑虚则神机不全，五神必离必乱，症见头晕，头痛，少寐，神志恍惚，甚至谵妄、昏迷等；二为髓虚则邪毒内侵，阻绝水谷精微之内荣。髓虚不能生血，造成血虚，血虚又不能滋荣脏腑，则心体失养而生心悸、气短；肝乏血荣则木亢阳旺，故见头晕而胀；脾少血液内滋则失统血之能，症见鼻、齿衄血。终则因阳亏命衰相微，气少，髓虚，血乏，五脏大伤，三焦水道不利，经络瘀滞，水停毒结，水精内涵失调，水火已息，不生不化，则命火终矣。本方为任老治疗肾衰竭脾肾阴竭证的经验方，以滋阴补肾为主，佐以理脾降浊之品，其中重用土茯苓是其特色。〔任继学.悬壶漫录［M］.北京：北京科学技术出版社，1990，278-283〕

任继学：益肾填精饮

【组成】龟甲胶 15g，鹿角胶 15g，黄精 20g，淡菜 25g，白术 15g，鲍鱼 25g，山茱萸 25g，爵床 50g，白豆蔻 15g，土茯苓 200g，羊羔肉 15g，甲鱼 1 具。

【功效】填精补血，和胃。

【主治】肾衰竭，精亏血虚证。症见颜面、皮肤、爪甲苍白，少气，心悸，口干而渴，胸腹热感，健忘，毛发憔悴，浮肿不消，甚则腹大有水，少尿或无尿，或有咳嗽无痰，食纳不香，便少，舌苍白、苔少，脉虚而微数。

【用法】水煎服，每日 1 剂，分 2 次服。

【经验】本方为任老治疗肾衰竭精亏血虚证的经验方。任老认为病现精亏血虚者，法宜填精补血为主，佐以和胃之品。本方以龟甲胶、鹿角胶、黄精、山茱萸、甲鱼等为主以填精补血，佐以白术、白豆蔻等和胃之品。〔任继学.悬壶漫录［M］.北京：北京科学技术出版社，1990，278-283〕

任继学：渗利醒脾饮

【组成】沉香 15g，白豆蔻 15g，爵床 50g，土茯苓 200g，威灵仙 15g，苍术 20g，大腹皮 15g，地肤子 15g，陈皮 15g，佩兰 15g，猪苓 10g，炒二丑各 5g。

【功效】健脾降逆，醒脾益肾。

【主治】肾衰竭，水毒湿浊内逆证。症见颜面全身严重浮肿，胸脘胀闷，纳呆，腹胀，恶心呕吐，口中淡，有臊臭气味，身痒，灰褐斑，神志淡漠，甚则烦而不安，尿少或无尿，便结，舌体胖大而厚，质淡红、苔根部厚腻，脉多沉濡无力。

【用法】水煎服，每日 1 剂，分 2 次服。

【经验】本方为任老治疗肾衰竭水毒湿浊内逆证的经验方。任老认为水毒湿浊内逆者，治以健脾降逆为主，佐以醒脾益肾之味。〔南征. 全国名老中医白求恩奖章获得者长春中医药大学终身教授任继学名医名论名术（续二）[J]. 长春中医药大学学报，2007（3）：5-6〕

任继学：滋阴平肝饮

【组成】紫河车粉10g（分3次冲），生白芍15g，沉香15g，灵磁石10g，熟地黄15g，龟甲20g，羚羊角5g，淡菜15g，黄精25g，钩藤15g，天竺黄15g。

【功效】平肝息风，滋补肝肾。

【主治】肾衰竭，虚风内动证。症见颜面苍白，虚浮暗滞，头晕头痛，两耳失聪，两手撮空、震颤，鼻、齿衄血，神志欠清，甚则惊厥、抽搐，呼吸气促，尿深赤而少，便结，舌绛红、苔薄黄而干，脉弦紧数而微。

【用法】水煎服，每日1剂，分2次服。

【经验】本方为任老治疗肾衰竭水毒虚风内动证的经验方。任老认为肾衰既有大虚，又有大损之候，更有虚实夹杂之证。因而，治则是以补不足、损有余，急则治标、缓则治本为主，亦有以攻补兼施为主者，当又酌其轻重而立法焉。对虚风内动者，任老主张以平肝息风为主，佐以滋补之品。〔任继学.悬壶漫录［M］.北京：北京科学技术出版社，1990，278-283〕

任继学：复肾异功散

【组成】海狗肾 2 具，紫河车 1 具，大海马 100g，鲍鱼 50g，鹿内肾（洗净去筋膜）2 对，西藏花 50g，冬虫夏草 100g，淡菜 100g，广砂仁 50g，爵床 50g，土茯苓 200g，光燕菜 50g，头发菜 50g，山茱萸 100g，海参 100g，龟甲胶 50g，鹿角胶 50g，白术 50g。

【功效】脾肾双补，活血降浊。

【主治】慢性肾风、水毒证、肾衰竭。

【用法】上药共为细末备用，口服。痰轻者，每次 10g；痰重者，每次 15g。均为每日 2～3 次。

【经验】本方为任老治疗肾衰竭的经验方。任老往往在辨证的基础上，配合服用本方，或作为中药治疗本病获效后，单独用本方善后。〔隋殿军，王之虹.中国当代名医医案医话选［M］.长春：吉林科学技术出版社，1995，120-121〕

李济仁：经验方

【组成】土茯苓 30 ~ 60g，防己 15 ~ 30g，生大黄 10 ~ 20g，丹参 15 ~ 30g，川芎 10 ~ 20g，甘草 10g。

【功效】解毒、排毒。

【主治】尿毒症。

【用法】水煎服，每日1剂，分2次服。

【经验】李老认为尿毒症当为水湿性质之毒，故首用土茯苓以解毒利尿、补益脾肾；防己能泻血中之湿热，通其滞塞，亦能行大肠，通小肠，泄阴泄阳，故用之意在泄邪解毒；川芎、丹参活血化瘀，改善外周循环，促使毒素排出；甘草解毒；生大黄能延缓肾功能的恶化，改善肾功能，又能使毒素从大便排出体外。本方可以单独使用，亦可与辨证论治的其他方剂配合化裁使用，以收全功。〔李艳.国医大师李济仁［M］.北京：中国医药科技出版社，2011，138-141〕

李振华：大黄附子汤加减

【组成】大黄 9g，制附子 9g，党参 15g，陈皮 12g，半夏 9g，茯苓 15g，川厚朴 9g。

【功效】温阳降逆，祛湿化浊。

【主治】尿毒症，阳虚阴逆，浊壅三焦证。症见恶心呕吐，皮肤瘙痒，面色灰暗，胸闷腹胀，不能饮食，小便短少，大便不爽。舌质淡胖、苔白腻，脉弦细无力。

【用法】水煎服，每日 1 剂，分 2 次服。

【经验】李老认为，本证的主要病机为肺、脾、肾三脏功能紊乱，正气不得升降，阳虚阴逆，湿浊不能排泄，壅滞三焦，阴阳将要闭绝之危症，宜中西医结合检查救治。方中附子、党参温补脾肾之阳；大黄借附子之辛温以反其寒而泄湿浊，即"反其气而取其味也"；陈皮、半夏、茯苓、川厚朴和胃降逆祛痰。本方寒温并用，攻补兼施，以适应其阳虚阴逆、脏器功能紊乱之复杂病机，必要时附子、大黄用量可以加大。辨证加减：尿清便溏、腹中冷痛、舌苔白滑、寒浊较盛者，加吴茱萸、干姜各 9g；尿黄而少、舌苔黄腻、呕吐较甚、口中酸臭、浊邪化热者，加黄连 9g，姜竹茹 12g，枳实 9g；昏迷抽搐、痰热内盛、上蒙清窍者，可用安宫牛黄丸以凉开透窍，每次 1 丸，每日 2 次。〔李郑生，郭淑云.国医大师李振华［M］.北京：中国医药科技出版社，2011，221-222〕

李振华：加味犀角地黄汤

【组成】广犀角（水牛角代）6g，生地黄24g，丹皮9g，赤芍9g，白茅根30g，石斛15g，麦冬15g，知母12g，柏子仁25g，党参15g。

【功效】清热、凉血、扶正。

【主治】尿毒症，正气虚弱，热入血分证。症见消瘦，神智呆滞，发热，时流鼻血或牙龈出血，口唇红干，视物不清，小便不通，大便秘结，手足抽搐，舌苔焦黄而质红绛，脉细数者。

【用法】水煎服，每日1剂，分2次服。

【经验】本方为李老针对尿毒症正气虚弱、热入血分证而设。全方借犀角地黄汤清热解毒、凉血开窍之功，再加白茅根、石斛、麦冬、知母、柏子仁、党参等利水、养阴、补气之品，共奏清热、凉血、扶正之功。〔李郑生，郭淑云.国医大师李振华［M］.北京：中国医药科技出版社，2011，221-222〕

李振华：加味生脉散

【组成】人参 9g，麦冬 15g，五味子 9g，附子（制）15g，石斛 15g，生地黄 15g。

【功效】回阳救脱，益气固阴。

【主治】尿毒症，阴衰阳脱证。症见神志模糊，四肢不温，面色灰暗，汗出不止，呼吸微弱，舌质淡红、无苔，脉微欲绝者。

【用法】水煎服，每日 1 剂，分 2 次服。

【经验】本方为李老针对尿毒症阴衰阳脱证而设。方中生脉散益气生津，敛阴止汗；加附子回阳救脱；加石斛、生地黄滋阴生津。共奏回阳救脱、益气回阴之功。〔李郑生，郭淑云.国医大师李振华〔M〕.北京：中国医药科技出版社，2011，221-222〕

何　任：经验方

【组成】干地黄 15g，茯苓皮 30g，泽泻 10g，山茱萸 10g，炒丹皮 10g，桂枝 10g，猪苓 10g，积雪草 20g，神曲 10g，佛手片 10g，冬瓜皮 30g，瓜蒌仁 15g，杜仲 10g，生大黄 6g。另嘱自备冬虫夏草，每日 3～4g 煎汤服，药渣嚼服。

【功效】益肾，通腑降浊。

【主治】关格。

【用法】水煎服，每日 1 剂，分 2 次服。

【经验】何老认为，关格是由各种疾病发展到脾肾阳衰、阳不化湿，使水浊内聚而成。故而脾阳亏损、肾阳衰微是关格之本；邪壅三焦，三焦不行，累及心、肺、脾、胃、肝、肾等脏腑，是关格之标。病变部位在肾与膀胱，但以肾为主。关格的治疗，《证治准绳》云："治主当缓，治客当急。"意即脾肾阳虚要慢慢补益，而祛浊邪则要快捷。健脾益肾，可用理中丸、肾气丸等。而祛浊邪，则实脾饮、温胆汤、苓桂术甘汤等选而用之。若重者见邪陷心包则开窍清心、凉血解毒亦可酌用。历来治关格的常用方为千金温脾汤，这是通腑降浊法的古代良方。本方为何老常用方，以六味地黄汤为基础，滋阴补肾；加用桂枝温通心阳；冬瓜皮、猪苓利水渗湿；积雪草清热解毒，利湿消肿；神曲、佛手健脾和胃理气；生大黄泻下降浊；而冬虫夏草甘平，补肺益肾，对慢性肾功能不全者，服用有一定效果，唯药价较昂贵为憾耳。〔何任.何任医学经验集［M］.杭州：浙江科学技术出版社，2005，460-451〕

何 任：大黄煎加味

【组成】大黄 30g，牡蛎 60g。或大黄 30g，当归 30g。

【功效】益肾降浊。

【主治】关格。

【用法】水煎取浓汁，每次 100mL，每日 1～2 次，保留灌肠。

【经验】何老认为，由疫毒、温病、中毒、创伤、厥脱等致病因素引起的肾衰竭、尿毒症危象，主要病机为肾肺、脾三焦气化失常，需采用综合治疗。除对原发病证做适当治疗外，可选用利导之法。如以五苓散、猪苓汤利小便，以大承气汤导大便；大黄煎保留灌肠辅助治疗，也有一定疗效。〔何任. 肾膀胱病证诊治说略［J］. 浙江中医学院学报，2003（6）：18-20〕

张　琪：保留灌肠方

【组成】附子15g，生大黄15g，牡蛎30g，丹参20g，益母草30g。

【功效】温阳补肾，泄浊排毒，活血化瘀。

【主治】关格。多见于慢性肾衰竭，浊毒内蕴证。

【用法】水煎取浓汁100～150mL，每日灌肠2次，药后应保留2小时以上为佳。

【经验】本方中附子温阳补肾，改善肾功能，与大黄寒温并用，温化湿浊，大黄泻下逐瘀可防止肠道毒素吸收，促进毒物的排出，抑制蛋白质的分解及尿素、肌酐的合成，使尿素等含氮废物合成减少，提高血清必需氨基酸水平，还可抑制肾高代谢状态和纠正钙、磷代谢效用；牡蛎主要含碳酸钙，可提高肠道渗透压，使毒物和水分易于排泄，对肾衰竭患者可提高血钙、降低血磷；丹参活血化瘀，增加肾血流量，改善内生肌酐清除率，降低血尿素氮、肌酐，并有利尿作用；益母草活血利尿，对慢性肾衰竭少尿有良好的疗效。〔梁光宇，兰智慧．张琪教授从脾肾论治慢性肾功能衰竭经验［J］．中医学报，2012（2）：164-165〕

张 琪：归芍六君子汤

【**组成**】当归 15g，白芍 15g，红参 10g，白术 15g，茯苓 15g，半夏 15g，陈皮 15g，甘草 10g。

【**功效**】健脾益气补血。

【**主治**】水毒证，脾气虚弱，气血不足。症见面色憔悴，眼睑口唇爪甲色淡，头晕，倦怠乏力，呕恶不食，脘闷便溏，贫血体征明显，舌淡白、苔白，脉细弱。

【**用法**】水煎服，每日 1 剂，分 2 次服。

【**经验**】张老认为，水毒证屡经治疗，邪气渐去，每现正气亏虚之候，尤多见于脾气虚弱，气血双亏之证。此时温补刚燥之药易伤阴，且往往格拒不受，若常用甘寒益阴之品，则易阻碍气机而影响脾之运化。唯归芍六君子汤，以六君子调理脾胃，资助化源，补益气血；但其略偏于温燥，且重于补气，略于补血，故加当归、白芍二味。白芍酸苦微寒，敛阴养血，柔肝理脾，当归补血润燥，二药伍于方中，一则增强养血补血之力，使益气与补血并重；一则制约六君子之温燥，且柔肝以助脾之运化。合而用之，对水毒证邪气渐去、气血亏虚之证，确有良效。〔吴幼卿.当代内科中医学新论——31 名著名中医专家临床心得［M］.北京／西安：世界图书出版公司，1994，151-154〕

张　琪：四君子加味方

【组成】白术 15g，茯苓 15g，山药 20g，红参 15g，黄芪 20g，熟地黄 20g，菟丝子 20g，当归 15g，枸杞子 20g，山茱萸 15g，砂仁 10g，甘草 10g。

【功效】健脾补肾，益阴壮阳。

【主治】水毒证，脾肾虚弱，阴阳俱损。症见倦怠乏力，气短懒言，手足心热，腹胀便溏，食少纳呆，腰痛膝软，面色少华，或有畏寒，舌淡或淡红，脉弱。

【用法】水煎服，每日 1 剂，分 2 次服。

【经验】张老认为，本证之病机在于脾肾两衰，阴阳俱损，治疗时宜健脾补肾以固本，又应调整阴阳。然用药不宜过于刚燥或偏于滋腻之品，以免温燥伤阴，滋腻呆胃滞脾。方中用四君子补脾益气，黄芪、山药、当归益气血，熟地黄、菟丝子、枸杞子、山茱萸补肾之阴阳，配砂仁醒脾理气，使补而不滞。合而用之，共奏脾肾阴阳双补之功。〔张雅丽，张玉梅.张琪治疗慢性肾衰竭的经验［J］.黑龙江中医药，2003（6）：3-4〕

张 琪：加味甘露饮

【组成】生地黄 15g，茵陈 15g，黄芩 10g，枳壳 15g，枇杷叶 15g，石斛 15g，天冬 15g，麦冬 15g，麦芽 20g，佛手 10g，草果仁 15g，砂仁 15g。

【功效】养阴清胃，醒脾祛湿。

【主治】慢性肾衰竭。症见口干，呕恶，不欲食，口中氨味，脘腹痞闷不舒、胀满，便秘或黏滞不爽，全身乏力，面色萎黄，舌质红、苔腻，脉象沉滑。

【用法】水煎服，每日 1 剂，分 2 次服。

【经验】张老认为，慢性肾衰竭时脾的运化功能失常，常由湿毒化热致胃阴亏耗，不能下行降浊，使脾胃不和，运化受阻，升降失常，而出现脾湿胃阴亏耗、湿热不得运行之证，此时一般不宜用甘寒药，防其有碍脾之运化，而应注重调理脾胃，喜用养胃阴、清胃热、芳香化湿之品。本方源自《太平惠民和剂局方》之甘露饮化裁。方中生地黄、石斛、二冬滋养脾胃之阴，清虚热；阴亏又由热耗，黄芩、茵陈苦寒清热又祛湿，以清热存阴；枇杷叶降逆气；枳壳行气和胃，以降气且清上蒸之湿热；麦芽、佛手开胃醒脾，与甘寒药合用，防其滋腻有碍脾之运化；草果仁、砂仁芳化湿浊。辨证加减：血瘀者加活血化瘀药，如桃仁、红花、丹参、赤芍等；热较甚呕吐明显者加竹茹、半夏、芦根清热降逆止呕，旋覆花、代赭石重镇降逆止呕；脾阳不振加干姜、公丁香温运脾湿助脾运；热甚便秘者加大黄、枳实、厚朴攻下泻毒导滞，给毒邪以出路；阴伤甚者加天花粉、沙参、知母等养阴清热；伴有脾气虚者加黄芪、党参健脾益气；兼有肾虚者加熟地黄、山茱萸、何首乌等以补肾。〔李淑菊，张佩青，王今朝．张琪以加味甘露饮治疗慢性肾功能肾衰竭的经验分析〔J〕．北京中医，2007（9）：569-570〕

张　琪：固本活血方

【组成】黄芪30g，党参20g，白术20g，当归20g，山药20g，何首乌20g，淫羊藿15g，仙茅15g，菟丝子20g，女贞子20g，枸杞子20g，山茱萸20g，熟地黄20g，五味子15g，丹参15g，当归20g，益母草30g，山楂15g。

【功效】脾肾双补，利水消肿，活血化瘀。

【主治】肾功能不全代偿期。

【用法】水煎服，每日1剂，分2次服。

【经验】张老认为，肾功能不全代偿期临床上无明显湿浊毒邪留滞的症状，仅表现为腰酸痛、倦怠乏力、夜尿较多、畏寒肢冷等症。此期一般以扶正治本为治疗原则，以补脾益肾为主，兼以利水消肿，活血化瘀，重在恢复正气，扶正祛邪，使肾功能得以恢复。本方黄芪、党参、白术、山药健脾益气，何首乌、淫羊藿、仙茅、菟丝子、女贞子温补肾阳而不燥，枸杞子、山茱萸、熟地黄、五味子滋养肾阴，与党参、白术合用既不妨碍脾之运化功能，且与温补肾阳药相伍，使阴阳既济以助肾气，而恢复肾之功能。慢性肾衰竭其病本在脾肾两虚，此方为固本之药，妙在又加入丹参、当归、益母草、山楂等活血之品以改善肾之血流量，补消合用，其效颇佳。〔张雅丽，张玉梅.张琪治疗慢性肾功能衰竭的经验［J］.黑龙江中医药，2003（6）：3-4〕

张　琪：化浊泻热饮

【组成】醋炙大黄 10g，黄连 10g，黄芩 10g，草果仁 15g，藿香 15g，苍术 10g，紫苏 10g，陈皮 10g，半夏 15g，砂仁 15g，甘草 10g，生姜 15g。

【功效】芳化湿浊，苦寒泄热。

【主治】慢性肾衰竭，湿热蕴结证。症见恶心呕吐，胃脘胀满，口气秽臭或口中臊味，口苦而黏，尿少而赤，便干或便滞不爽，舌体胖大、舌质淡、苔垢腻或黄腻，脉弦滑或沉滑等。尿素氮及肌酐明显增高者。

【用法】水煎服，每日 1 剂，分 2 次服。

【经验】张老认为，尿毒症是由多种原因引起的病变，病位主要在脾肾，病邪主要有湿浊、寒湿、湿热、瘀血、毒邪之不同。由于邪气阻滞，正气亏虚，邪盛正衰而水毒益甚。治疗时要辨清邪正的盛衰，祛邪而不伤正，扶正而不碍邪，根据病机而恰当用药。本方以大黄、草果仁为主药，大黄有泄热驱浊之功。张老特别指出，大黄降尿素氮，必须是对湿热毒邪壅结者方可用之，反之不仅无效，更能促使病情恶化。临床确见属于脾胃寒湿者，医者一味用大黄降尿素氮，反而加重脾阳虚衰，化源匮乏，病情加重，应予重视；草果仁辛温燥烈，善除湿浊，对尿氮质潴留、湿毒内蕴，非此辛温燥烈之品不能除。然湿蕴化热，又必须伍以大黄、黄连以泄热开痞。张老主张辨证时务必注意湿热之邪孰轻孰重，如便秘、口臭、舌苔厚腻应重用茵陈、黄连、黄芩、大黄，芩连合用可除心下之痞满、利脾胃之运化；如湿邪偏重，则重用化湿浊之草果仁、半夏、苍术、藿香等。〔张佩青. 张琪教授辨治慢性肾病的经验（二）〔J〕. 中国临床医生，2000，28（3）：14-17；吴幼卿. 当代内科中医学新论——31 名著名中医专家临床心得〔M〕. 北京／西安：世界图书出版公司，1994，151-154〕

张　琪：扶正化浊活血汤

【组成】红参15g，白术15g，茯苓15g，淫羊藿15g，法半夏15g，桃仁15g，红花15g，赤芍15g，甘草15g，菟丝子20g，丹参20g，熟地黄10g，黄连10g，草豆蔻10g，大黄7g。

【功效】补脾肾、泻湿浊、解毒活血。

【主治】慢性肾衰竭，脾肾亏虚、湿浊瘀阻证。症见面色萎黄或苍白，头眩，倦怠乏力，气短懒言，唇淡、舌淡，腰膝酸软，腹胀呕恶，口中秽味，或舌淡紫、苔厚，脉沉滑或沉缓等。

【用法】水煎服，每日1剂，分2次服。

【经验】张老认为，慢性肾功能不全失代偿期及肾衰竭期患者体内毒素物质潴留增多，临床以脾肾两虚，阴阳俱伤，湿毒潴留，虚实夹杂者居多。治以补脾肾、泻湿浊、解毒活血法为主，补泻兼施，正邪兼顾，补与泻融于一炉，扶正不留邪，祛邪不伤正。本方红参、白术、茯苓、甘草合用，乃取四君子汤益气健脾之意，助气血生化之源；菟丝子、熟地黄、淫羊藿补肾益精养血；大黄、黄连合草豆蔻、法半夏解毒泻热化浊；桃仁、红花、丹参、赤芍活血化瘀。诸药合用，通补兼施，正邪兼顾，使补得消则补而不滞，消得补则泄浊益彰。临床观察表明，本方在改善临床症状，特别是消化道及精神症状等方面有较好疗效，同时对降低血尿素氮、血肌酐等方面也有较好的疗效。辨证加减：腰膝酸软而肾虚明显者，加续断、桑寄生、杜仲；瘀血明显者，加大桃仁、红花用量；湿浊重而恶心呕吐明显者，加藿香、佩兰、陈皮。〔林启展，徐大基，谢海群，等.扶正化浊活血汤治疗慢性肾功能衰竭30例疗效观察［J］.新中医，2004（10）：16-17〕

张 琪：解毒活血汤方加减

【组成】连翘20g，桃仁15g，红花15g，当归15g，枳壳15g，葛根20g，赤芍15g，生地黄20g，丹皮15g，丹参20g，柴胡20g，大黄7g，甘草15g。

【功效】清热解毒，活血化瘀。

【主治】慢性肾衰竭，湿浊蕴毒，瘀血阻滞证。症见头痛少寐，五心烦热，恶心呕吐，舌紫无苔，或舌有瘀斑，脉弦或弦数等。

【用法】水煎服，每日1剂，分2次服。

【经验】张老认为，肾衰竭的病机重点在于毒邪壅滞，气血凝结，辨证要点在于舌紫无苔或舌有瘀斑、舌质紫暗等。方中桃仁、丹皮、红花、赤芍、生地黄活血散瘀、凉血清热；大黄、丹参、连翘活血解毒；当归、柴胡、枳壳行气活血。辨证加减：伴有贫血，去党参用红参；胃肠积热明显，可加大黄，大黄不仅能通便降氮，且具有解毒泄热、活血化瘀等多种作用。〔张雅丽，张玉梅.张琪治疗慢性肾功能衰竭的经验［J］.黑龙江中医药，2003（6）：3-4〕

张　琪：归芍六君子汤加减

【组成】红参 15g，白术 15g，茯苓 15g，甘草 10g，半夏 15g，陈皮 15g，当归 15g，白芍 20g，何首乌 15g，砂仁 10g。

【功效】益气健脾，养血敛阴。

【主治】慢性肾衰竭，脾肾虚衰证。症见面色无华，体倦乏力，气短懒言，纳少腹胀，腰酸膝软，舌淡嫩有齿痕，脉象沉弱，或口淡不渴，大便不实，溲尿清长，气血不足，贫血表现为主者。

【用法】水煎服，每日 1 剂，分 2 次服。

【经验】张老认为，慢性肾衰竭的病位虽在肾，然以阴阳俱虚者居多。张老指出，此时若用温补刚燥之药，则使阴虚愈甚，临床出现诸如五心烦热、咽干鼻衄等症；此时若纯用甘寒益阴之品，则阴柔滋腻，有碍阳气之布化，影响脾之运化功能，腹胀满、便溏、呕逆诸症亦加重，且脾胃受损使药难达病所。此时只有抓住健运脾胃、升清降浊、调理阴阳这个关键环节，故选用气味中和之六君子调理脾胃，资助化源，补益气血，最为适宜。本方由六君子汤加当归、白芍、何首乌、砂仁而成。张老认为六君子汤方中人参甘温，白术苦温；虽有茯苓之淡渗，甘草之甘平，但仍偏于燥，且重于补气，故主张于原方加入当归、白芍二药。白芍酸苦微寒，敛阴养血；当归为补血润药。二药一则可以调剂六君子汤之偏燥，二则可助六君子以补血，使补血与补气并重，脾胃得以调动，进食增加，营血化源得复。临床实践中，张老善用"欲求阴阳和者，必求之于中气"之说，故用何首乌助当归、白芍益精血，用砂仁助半夏、陈皮行气健脾。辨证加减：湿浊偏盛者加草果仁、苍术；湿浊化热盛者加大黄、黄连、黄芩；呕吐甚者加紫苏、藿香；阴虚明显者加熟地黄、山茱萸、枸杞；阳虚明显者加附子、淫羊藿。〔张佩青.张琪教授辨治慢性肾病的经验（二）［J］.中国临床医生，2000，28（3）：14-17〕

张 琪：育阴潜阳汤方加减

【组成】代赭石 30g，怀牛膝 20g，生龙骨 20g，生牡蛎 20g，石决明 20g，钩藤 15g，生地黄 20g，白芍 20g，枸杞子 15g，菊花 15g，玄参 20g，甘草 10g。

【功效】滋阴补肾，平肝潜阳。

【主治】慢性肾衰竭。主要用于慢性肾小球肾炎、慢性肾衰竭临床以高血压表现为主症者，症见眩晕，头目胀痛，视物模糊，腰膝酸软，心烦少寐，舌红、苔薄黄或薄白干，脉弦细或弦数。

【用法】水煎服，每日 1 剂，分 2 次服。

【经验】方中代赭石重镇降逆，同怀牛膝引血下行，使虚阳归于下元；再配龙骨、牡蛎、石决明、钩藤、菊花清肝热，平肝潜阳；白芍、枸杞子、生地黄、玄参滋阴以制阳。若见伴有肌肤甲错、腰痛如刺、舌紫暗或有瘀点瘀斑者，为兼夹瘀血阻络之证，宜加桃仁、红花、赤芍、丹参等活血化瘀之品。〔张佩青.张琪教授辨治慢性肾病的经验（二）[J].中国临床医生，2000，28（3）：14-17〕

张 琪：半夏泻心汤合温胆汤加减

【组成】半夏15g，黄芩15g，黄连15g，干姜15g，砂仁15g，枳实15g，竹茹20g，厚朴15g，茯苓15g，陈皮15g。

【功效】清热和胃降逆，化痰降浊。

【主治】急性肾衰竭，胃气不和，痰热内扰，浊毒内蕴证。症见尿少、尿闭，恶心呕吐，胃脘痞满，大便不通，嘈杂喜冷，口中秽臭，发热口干，虚烦不眠，惊悸不安，舌质红、苔黄腻，脉滑数。

【用法】水煎服，每日1剂，分2次服。

【经验】张老认为，急性肾衰竭病位在肾，涉及肺、脾（胃）、三焦、膀胱。初期主要为火热、湿毒、瘀浊之邪壅滞三焦，水道不利，以实热居多；后期以脏腑虚损为主。本方用半夏泻心汤合温胆汤化裁。方中黄连、黄芩苦寒清胃热；干姜温脾除湿；半夏降逆和胃，燥湿化痰；竹茹清热化痰，止呕除烦；枳实行气消痰，使痰随气下；厚朴、陈皮、砂仁、茯苓行气消痰，健脾渗湿，俾湿去痰消。辨证加减：水肿甚者，酌加泽泻、白术、猪苓、大腹皮、木瓜等利水之品；大便闭、呕不止者，可酌加活血解毒降浊之剂，如桃仁、赤芍、丹参、葛根、大黄、草果仁、连翘、紫苏等；完谷不化者，可加神曲、山楂、麦芽；伴有外感发热者，可用小柴胡汤加石膏加减治疗。张老临证，屡用此方，常常随手奏效。〔于梅，秦曼，王立范，等.张琪治疗急性肾功能衰竭经验［J］.中医杂志，2004（10）：741-742〕

张镜人：中药保留灌肠方

【组成】生大黄 9g，生牡蛎 30g，六月雪 30g，徐长卿 15g，皂荚子 9g。

【功效】除秽祛浊。

【主治】慢性肾功能不全。

【用法】水煎取浓汁 100mL，保留灌肠，每日 1 次。

【经验】本方生大黄逐滞破积，导泄浊阴。在浊阴弥漫之时，内服生大黄每获泻利，一时舒适稍安，然病久体弱，正气已虚，虚其所虚，往往可使病情骤变，故改用于灌肠方中。方中牡蛎可监制大黄泻下过度，且含有大量钙离子，能缓解低钙引起的抽搐；六月雪、徐长卿清热解毒；皂荚子则是参考《温病条辨》宣清导浊汤的方义，取其辛通上下关窍、祛秽导浊之意。〔张镜人 .78 例慢性肾功能不全的辨证施治探讨 [J].辽宁中医杂志，1983（1）：3-6；王松坡 .国医大师张镜人 [M].北京：中国医药科技出版社，2011，131-134〕

张镜人：经验方

【**组成**】生晒参 15g（另煎代茶），炒白术 9g，赤芍 9g，白芍 9g，土茯苓 15g，六月雪 30g，川黄连 3g，生甘草 3g，炒陈皮 6g，银柴胡 6g，连翘 9g，晚蚕砂 9g（包煎），黑大豆 30g，制半夏 6g，薏苡仁根 30g，石韦 15g，大蓟根 30g，白花蛇舌草 30g。

【**功效**】化湿清热，和胃泄浊。

【**主治**】肾功能不全，尿毒症，上格下关阶段。临床症见面色晦暗，神情萎靡，呕恶厌食，口气秽臭，浮肿，尿少或闭。随着肾功能继续衰竭，可出现头痛嗜睡，甚至昏迷、衄血、肢体抽搐等危象。

【**用法**】水煎服，每日 1 剂，分 2 次服。

【**经验**】张老认为，肾功能严重损害期的证候极为复杂，虚实交错，变化迅速，临床用药必须随机应变。此外感风热之邪，内犯少阴，肾气受损，开阖失常，水湿潴留，邪毒内盛，充斥中焦，以致清气不升，浊阴不降，形成关格重症。此际正气已趋衰惫，湿浊弥漫中宫，急待宣化。张老主张以生晒参另煎代茶，取其补而不腻，凉而不润，寓扶正于祛邪之中。此时因患者严重贫血，"精血不能速生，元气所当急固"，故于方中加人参补气，而本病贫血，总因中虚生化无源，故须调补脾胃，促其滋生。方中黑大豆利中带补，与晚蚕砂、土茯苓、六月雪配合以降尿素氮。晚蚕砂和胃化浊，《温病条辨》称其"得蚕之纯清，虽走浊道而清气独全，既能走下焦之浊邪，又能化湿浊而使之归清"。辨证加减：苔腻满布，湿浊较重者，可加苍术 5～9g，助白术、黄连化湿清热，黄连兼能止呕；呕吐频繁妨碍进食者，加玉枢丹1.6g，温开水调送，或用姜汁少许滴舌；出现神昏者，则仿菖蒲郁金汤意，酌加干菖蒲、炙远志、广郁金、胆星、天竺黄等。与此同时，常配合保留灌肠导滞泄浊；对少数因肾气开阖无权，水湿泛滥，高度浮肿患者，亦可暂投五苓散以入肾启阳，温通阳气，一俟肿退尿利，病还其本，仍宜转入健脾益肾，耐心守治；病情稳定后，则从王旭高"久病虚羸，胸无痞满者宜补肾，胸有痞满者宜补脾"的经验，或以地黄丸为主益肾，或以薯蓣丸调脾，巩固疗效。〔张镜人.慢性肾功能不全的证治探讨［J］.上海中医药杂志，1982（2）：10-11；单书健，陈子华，石志超.古今名医临证金鉴·水肿关格卷·下卷［M］.北京：中国中医药出版社，2011，264〕

张镜人：保真汤化裁

【**组成**】生黄芪 15g，党参 12g，白术 12g，大生地 15g，丹参 15g，赤芍 10g，白芍 10g，石斛 12g，知母 10g，黄柏 12g，川续断 15g。

【**功效**】化湿清热，补气养阴。

【**主治**】慢性肾功能不全，湿热蕴阻，耗气伤阴阶段。症见头晕耳鸣，口干唇燥，咽喉疼痛，面目浮肿，腰酸背痛，夜寐欠安，尿少色赤，舌质偏红、苔薄黄或黄腻，脉象濡数或细弦滑。并伴有尿镜检蛋白增多，有管型及红细胞；或者肾功能检查中度减退，部分患者见血压偏高等症。

【**用法**】水煎服，每日 1 剂，分 2 次服。

【**经验**】张老经过长期临床观察，认为本病瘀血病理与现代医学肾小球毛细血管腔阻塞，球囊腔内纤维蛋白沉积，肾组织缺血缺氧，以及纤维组织增生等病理改变相似，即所谓"血不行则病水"。故于方中加入活血祛瘀之品，如赤芍、丹参、益母草等，或于 5% 葡萄糖溶注射液 500mL 中，加入丹参注射液 16～20mL 静脉滴注，每日 1 次，以扩张局部血管，祛除瘀滞，改善肾脏血液循环与肾缺血状态。这不仅对促进肾功能恢复，且对水肿、蛋白尿、高血压等症都有一定疗效。方中丹参、赤芍活血化瘀；黄芪、党参、白术、生地黄、石斛、知母、黄柏、川续断等补益脾肾，已被现代药理研究证明大都含生物活性多糖体，具有调节免疫功能的作用，对治疗本病免疫功能低下可能有积极意义。辨证加减：脾气偏虚者，去生地黄、石斛，加生晒参；肾阴偏虚者，去黄芪、党参，加南沙参、枸杞子、二至丸；血尿者，选加仙鹤草、贯众炭、乌蔹莓、蒲黄炭、赤石脂等；尿蛋白高者，选加薏苡仁根、石韦、大蓟根、蝉蜕；尿沉渣分析见管型者，加莲须、芡实、扦扦活；血压波动者，酌加平肝潜阳的羚羊角粉、生石决明等；苔黄垢腻者，切忌黄芪，防其壅补助湿，亦忌生地黄，恐其滋腻碍邪。张老强调，对于本病后期见有出血倾向，血小板黏附试验低于正常患者，不宜选用此法。〔张镜人.慢性肾功能不全的证治探讨［J］.上海中医药杂志，1982（2）：10-11；张镜人.78 例慢性肾功能不全的辨证施治探讨［J］.辽宁中医杂志，1983（1）：3-6〕

张镜人：黄连温胆汤加减

【**组成**】生晒参15g（另煎代茶饮）。黄连6g，半夏12g，陈皮12g，竹茹12g，枳壳15g，胆南星6g，天竺黄12g，石菖蒲15g，远志5g。

【**功效**】化湿浊，和胃气。

【**主治**】慢性肾衰后期，湿浊充斥，血虚瘀阻证。症见面色苍白或晦滞，口气秽臭，呕恶厌食，头痛嗜睡，甚至昏迷，鼻衄龈血，下肢抽掣，脉虚弦带数，舌质淡胖、苔垢腻满布，或质红苔少等。

【**用法**】水煎服，每日1剂，分2次服。生晒参另煎代茶饮。

【**经验**】张老认为，慢性肾衰竭后期的证候极为复杂，变化迅速，病理本质是气阴和营血的耗竭。即使气损及阳，亦处从属地位，气阴复则阳虚自复。因此，不主张投红参、附子等温热药，以防伤阴助火。湿浊困聚，嗜睡朦胧，呕吐剧烈，舌苔垢腻时，禁用黄芪、生地黄，避免壅补留邪，柔润助湿。唯尿毒症期，本虚标实，片面地化湿泄浊，仍无济于事，必须配合生晒参或皮尾参以益气扶正，标本同治，寓扶正于祛邪之中。与此同时，使浊邪获得排泄的另一途径应注意峻药缓用，泻浊而不伤正。本方为自黄连温胆汤（《沈氏女科辑要》）合涤痰汤（《济生方》）加减而成。辨证加减：气血偏虚者，加生晒参、枸杞子；阴血偏虚者，加皮尾参、丹参，去半夏、陈皮；呕吐频繁、苔垢腻者，加玉枢丹1.5g温开水调送，或用生姜汁少许滴舌；血生化尿素氮偏高者，选加苍术、六月雪、黑大豆、徐长卿、小蓟草、土茯苓、晚蚕砂。〔张镜人.中华名中医治病囊秘·张镜人卷［M］.文汇出版社，1998：80-81；沈秀兰.张镜人治疗慢性肾功能不全的经验［J］.上海中医药杂志，1997（7）：32-33〕

周仲瑛：泻下通瘀合剂

【组成】大黄 10～15g，芒硝 10～15g，枳实 10g，桃仁 10g，生地黄 15g，麦冬 15g，猪苓 15g，白茅根 30g，甘草 6g。

【功效】泻下、通瘀、滋阴、利尿。

【主治】急性肾衰竭，瘀热水结证。症见小腹胀满，腹痛或拒按，大便秘结，呕恶频繁；小便赤涩量少，尿中有血性膜状物，甚至尿闭不通；肾区叩击痛，有明显肾功能损害；烦躁，甚至神志不清，或有身热，面部浮肿明显；舌质红绛或绛紫，苔黄燥或焦黄，脉滑数或细数。

【用法】水煎服，每日1剂，分2次服。

【经验】周老认为，本证病机主要为热毒传入下焦，瘀热里结阳明，热与血搏，三焦气化失宣，瘀阻水停，蓄血与蓄水并见，阴津耗伤，而致肾衰少尿。桃核承气汤功擅通下瘀热，为治疗蓄血之良方。周老经过20多年的临床实践，宗仲景桃核承气汤加减出入，治疗出血热急性肾衰竭疗效颇为满意，故将此方改剂研制成"泻下通瘀合剂"。方中大黄泻瘀血结聚，荡涤肠胃，推陈致新；芒硝走血软坚；桃仁化瘀逐血；枳实、猪苓、白茅根行气利水；生地黄、麦冬滋阴清热凉血；甘草补益脾胃，兼和芒硝、大黄之寒峻。诸药相配，以达到泻下热毒、凉血散瘀、滋阴生津、通利二便的目的。概言之，有下热毒、下瘀毒、下水毒等多种综合作用，使邪热从腑下泄，下焦壅结的瘀热得到流通，则肾的气化功能也相应地改善。故药后大便通利，小溲亦随之增多，表明通大便可以利小便。同时，通瘀还可化瘀利水，达到通利小便的目的。另一方面，因热毒最易伤阴，故又当佐以滋阴生津，不仅能"增水行舟"，并可助肾化水，而在泻下、通瘀、滋阴的同时，配合行水利尿，促使"邪水"的排泄，可助三焦气化的宣通，使津液归于正化。辨证加减：瘀热在下，加丹皮、赤芍；热伤阴络，加黑山栀、石韦；水邪犯肺，加葶苈子、桑白皮；阴伤明显者，加玄参、知母；便秘者，可重用大黄、芒硝。〔周学平．周仲瑛教授治疗出血热急性肾衰的经验［J］．实用中医内科杂志，1994（1）：1-2；周仲瑛．周仲瑛医论选［M］．北京：人民卫生出版社，2008：676-679〕

周仲瑛：济生肾气丸合桃红四物汤

【组成】生黄芪 12g，木防己 12g，茯苓 15g，葶苈子 10g，桃仁 10g，红花 6g，丹参 12g，灵磁石 30g，石菖蒲 5g，炙蟾皮 5g，万年青根 15g，琥珀粉 3g（分吞），鬼箭羽 12g，泽兰 10g，泽泻 15g。

【功效】补肾活血。

【主治】慢性肾炎尿毒症早期，肾虚络瘀证。症见轻度浮肿，或时有反复消长，神倦乏力，腿软，腰酸痛，头昏，气短，目花视糊，纳差，大便或溏，尿少或反多，面色萎黄，唇紫或灰暗，舌体胖、舌质淡紫或淡红、苔薄腻，脉细。

【用法】水煎服，每日 1 剂，分 2 次服。

【经验】周老认为，本证病机多属肾炎经久不愈，或反复发作，脾气虚弱，转输无权，肾元亏损，久病入络，表现以正虚为主，并有浊阻络瘀之候。肾虚的病理性质，轻则气阴两虚，重则阴阳并损，且有主次差异，故临证当在平补精气的基础上，随其阴虚阳虚的侧重分别治疗或予并顾；络瘀每由湿蕴浊阻，故当注意参以运脾利湿泄浊；而肾虚气化失司，又是导致络瘀之基础，总属因虚致瘀，故宜活血以化瘀，活血以养血，不宜破逐太过，耗伤气血。方中所用黄芪、防己、葶苈子等是周老根据己椒苈黄丸意去大黄加黄芪，反攻为补，用治饮之方以治水独到之处。辨证加减：脾气虚弱，加党参、白术；肾阳不振，加附子、桂枝；精气不足，加鹿角片、紫河车、巴戟肉；阴血亏耗，加枸杞子、生地黄、何首乌、女贞子、墨旱莲；湿盛浊阻尿少，加苍术、厚朴、猪苓、泽泻、薏苡仁、车前子。〔周仲瑛.肾炎治血心法［J］.中医药学刊，2006（6）：986-988.〕

郭子光："肾苏"方

【组成】黄芪 50 ~ 90g，白术 15 ~ 20g，防风 15 ~ 20g，怀山药 20 ~ 30g，水蛭 8 ~ 10g，蝉蜕 10 ~ 15g，柴胡 10 ~ 15g。

【功效】益肺健脾，补肾固精，除湿通络。

【主治】慢性肾小球肾炎、慢性肾衰竭（早中期）、肾病综合征等所致肾功能不全、蛋白尿，证属肺、脾、肾三脏气虚，湿滞络阻精失者。

【用法】水煎服，每日 1 剂，分 2 次服。

【经验】本方以玉屏风散加怀山药、水蛭、蝉蜕、柴胡而成。方中重用黄芪，既可益肺脾之气，又可固表实卫；配防风祛邪以防止外邪入侵，还能有效防止患者因外感而加重病情；白术甘温，合黄芪增加益气健脾之力，合防风祛风除湿，有效缓解蛋白尿患者小便"风泡沫"的症状，郭老认为尿中泡沫多不仅是精微物质外泄之征，也与风邪内干有关。山药健脾、除湿、补气、益肺、固肾、益精，一药可兼治三脏，且具固精作用，可有效防止蛋白丢失，合白术除湿，还可消水湿停滞之虞。郭老指出慢性肾衰竭病程较长，而中医认为"久病者入络"，现代医学也认识到肾脏微循环障碍会使蛋白尿持续难消，甚至影响肾功能。因此，当佐活血之品，而内脏之脉络瘀阻，非虫类搜剔难以深入，故用水蛭、蝉蜕虫行搜剔，破血通络。且蝉蜕祛风，还能合防风强化祛散风邪之力，以更好地消除尿中泡沫。此外，机体正常代谢功能的恢复，有赖于肝之疏泄有度，升降有常，而柴胡一味，能升能散，善调枢机，加之能使气机通畅，清浊各依其路。〔李秘，李凯，江泳．从"肾苏"方探析国医大师郭子光教授治疗慢性肾功衰临床思路［J］．成都中医药大学学报，2013（2）：8-9〕

郭子光：阳济生汤

【组成】北黄芪 50~90g，制附片 20g（先煎 60 分钟），淫羊藿 30g，生地黄 15g，山茱萸 15g，山药 30g，炒白术 20g，茯苓 20g，川牛膝 15g，水蛭 5~10g，丹皮 10g，车前子 10g，石韦 20g，防风 20g。

【功效】益肺健脾，补肾固精。

【主治】慢性肾衰竭早中期，肺肾阳虚证。症见不任风寒，极易感冒，畏寒怕冷，面白少华，腰痛发凉，四肢不温，口淡不渴，夜尿清长，舌淡有齿痕，脉沉细。

【用法】水煎服，每日 1 剂，分 2 次服。

【经验】郭老认为，慢性肾衰竭早期主要以虚证为主，肺脾气虚可见气短乏力、精神不振、面色苍白等。肺为水之上源，肾为水之下源，肺主治节及通调水道功能失司，脾主运化水湿障碍，肾主水及气化功能失权，则可导致水肿、多尿或夜尿，以及体内氮质产物等浊瘀滞留。肺虚不能制下，脾虚不能统摄，肾虚不能封藏，风邪内扰于肾，则每见蛋白尿等。而气为"血之帅""津之帅"，肺、脾、肾既在全身津液代谢中发挥着重要作用，又承担着气血生成运行的重任，因此若肺、脾、肾三脏气虚，必然无以运津行血，久则因实致虚，导致湿浊、瘀血等实邪的产生，虚实交织，病程迁延，久病入络，进一步使该病难治，反复不愈。郭老通过临床观察发现，慢性肾衰竭以阳虚型较为常见，而兼高血压者较少，本型患者经过调治，较易恢复。本方为郭老为上述病机而设的经验方，临床疗效满意。〔刘渊，郭子光.郭子光从肺肾虚损辨治早中期慢性肾衰竭经验［J］.上海中医药杂志，2011（9）：4-5〕

郭子光：阴济生汤

【组成】北黄芪 50～90g，黄柏 15g，知母 15g，生地黄 20g，山药 20g，山茱萸 15g，茯苓 20g，炒白术 20g，水蛭 5～10g，川牛膝 15g，丹皮 15g，石韦 20g，车前子 10g，防风 20g。

【功效】滋养肾阴，利湿化浊。

【主治】慢性肾衰竭早中期，肺肾阴虚证。症见极易感冒，自汗，不任风寒，面红唇赤，口苦咽干，心烦易怒，小便短赤，腰膝酸软，手足心热，皮肤干燥，舌红，脉细数。或见血压偏高。

【用法】水煎服，每日 1 剂，分 2 次服。

【经验】郭老通过临床观察发现，慢性肾衰竭阴虚型常兼有高血压，治疗难度相对较大，正如元代医家朱丹溪所谓"人体阴气难成而易亏"，肾阴一旦受损，恢复过程则相对较长。本方为郭老针对肾阴亏虚、湿浊偏盛病机要素，主症小便短黄，舌苔白而干有裂纹，脉细偏滑数等症而设的经验方，临床疗效满意。方中黄芪益气固表，黄柏、知母、生地黄、山药、山茱萸、茯苓、丹皮取知柏地黄汤之意，滋阴清热；加用石韦、车前子利水渗湿；牛膝引药下行；防风、水蛭祛风通络。〔刘渊，郭子光.郭子光从肺肾虚损辨治早中期慢性肾衰竭经验［J］.上海中医药杂志，2011（9）：4-5〕

郭子光：肠道透析经验方

【组成】制附片30g（先煎60分钟），丹参30g，大黄30g，牡蛎30g。

【功效】温肾、活血、降浊。

【主治】慢性肾衰竭中末期，实验室指标：血肌酐在400μmol/L以上。

【用法】用上药加水1000mL，煎至200mL，保留灌肠2小时，每日1次。

【经验】郭老指出，本方必须坚持用之，则多数有效。若病情严重者要配合血液透析。〔刘渊，郭子光.郭子光从肺肾虚损辨治早中期慢性肾衰竭经验［J］.上海中医药杂志，2011（9）：4-5〕

裘沛然：经验方

【组成】黄芪 30g，党参 15g，苍术 12g，白术 12g，仙茅 12g，仙灵脾 15g，女贞子 15g，楮实子 15g，薏苡仁根 30g，黄柏 12g，土茯苓 30g，车前子 15g，六月雪 30g，玉米须 15g，泽泻 12g，制大黄 12g，益母草 15g。

【功效】补肾摄精，祛毒泄浊。

【主治】慢性肾炎氮质血症。

【用法】水煎服，每日 1 剂，分 2 次服。

【经验】裘老认为，慢性肾炎经过较长时期的病理演变，正气衰惫，邪气留恋，水湿痰浊滞留更甚，出现氮质血症，临床出现正气不支、浊邪弥漫之势，严重者还可出现动风之证。裘老主张采用养正徐图法、反激逆从法、大方复治法、医患相得法等综合应用。养正着重补益脾肾，兼顾气血。慢性肾衰竭的病机错综复杂，往往寒热虚实兼夹，故治疗时必须补泻并投，融补益脾肾、气血、阴阳和攻泻湿浊、水气、瘀血于一炉。一般情况下，药物用量偏重，中病即减。〔卢祥之.名中医经验撷菁·医窗夜话［M］.北京：人民军医出版社，2008，26-28；王庆其.学习裘沛然治疗慢性肾病经验之体会［J］.中医文献杂志，2008，26（2）：29-31〕

路志正：仲景桂枝甘草汤

【**组成**】桂枝 10g，炙甘草 10g。

【**功效**】扶阳抑阴。

【**主治**】慢性肾炎尿毒症后期。症见面色晦暗，虚浮无华，心烦，下肢浮肿，小便短少，胸闷，呼吸短促，夜寐不宁，舌淡胖大有齿痕、苔秽滑腻或苔黄腻，脉沉滑或脉滑细数。

【**用法**】每日 1 剂，水煎 100mL，一次顿服。

【**经验**】路老认为，在慢性肾炎尿毒症后期，出现喘促气急，胸腔翕张，神志失常，常是病危征象，极易发生呼吸衰竭而造成死亡。中医病机为浊阴充斥，心阳式微，血失气帅，血行无力，即《素问·生气通天论》云："阳不胜其阴，则五脏气急，九窍不通。"故路老采用急则治标、甚者独行的法则，以扶阳抑阴、温通心阳为先。本方为复心阳之祖方，方中桂枝辛温，入心助阳；炙甘草甘温，和中益气，二者相配，辛甘合化，使心阳得复，血脉流畅，气有所载，其证自平。〔路志正，高荣林，路荣林，等.路志正医林集腋［M］.北京：人民卫生出版社，1990，227-228〕

路志正：实脾饮加减

【组成】制附子 12g，炮姜 6g，炒白术 10g，厚朴 10g，木香 6g，木瓜 10g，草果仁 10g，大腹子 12g，茯苓 15g，甘草 5g，生姜 3 片，大枣 3 枚。

【功效】温阳健脾，行气化浊。

【主治】关格，浊邪壅闭证。症见小便不通，渐至恶心呕吐，纳呆厌食，头痛烦躁，甚则谵语发狂，抽搐昏迷，四肢厥冷，口气秽浊，舌质肥胖紫暗、苔垢腻水滑，脉沉弦有力。

【用法】水煎服，每日 1 剂，分 2 次服。

【经验】路老认为，关格的主要病机为浊邪内阻，气机壅滞，由下上泛，三焦闭绝。多见于水肿、癃闭、淋证等疾病的后期，属病情危重阶段。临床表现为阴阳格绝，关格不通之上吐下闭，如小便不通或呕吐，或二者并见。本病除主症外，兼症极为复杂，临床辨证治疗重在分清其标本虚实，分别施治。本方针对浊邪内阻，气机壅滞而设，是由《济生方》实脾饮加减而成，共奏温阳利水、健脾行气之功。辨证加减：症见呕吐，大便秘结，苔黄腻，脉弦数，系浊邪犯胃，郁而化热所致，可用黄连温胆汤加减；兼见神昏谵语，为邪陷心包，宜配合至宝丹、紫雪丹；兼见抽搐动风者，宜合镇肝息风汤。〔路志正.中医湿病证治学〔M〕.北京：科学出版社，2010，226-229〕

路志正：少腹逐瘀汤合调胃承气汤加减

【组成】小茴香5g，干姜5g，肉桂5g，延胡索12g，没药12g，当归12g，川芎12g，赤芍15g，蒲黄12g，五灵脂10g，大黄9g（后下），甘草5g，芒硝10~15g。

【功效】行气通瘀，攻下开窍。

【主治】关格，气滞痰郁证。症见起病急暴，小便不通，呕吐频繁，腰腹绞痛拒按，少腹胀满膨隆，亦可兼见大便不通，心中烦乱，面红目赤，口干唇燥，四肢渐冷，舌质暗红、苔黄燥起刺，脉沉。

【用法】水煎服，每日1剂，分2次服。

【经验】本方为少腹逐瘀汤（《医林改错》）合调胃承气汤（《伤寒论》）加减辨证而成。路老认为该证的主要病机为痰积中焦，瘀阻膀胱，水道闭塞，上下不通所致。少腹逐瘀汤中当归、川芎、赤芍活血散瘀；小茴香、干姜、肉桂散寒通阳；蒲黄、五灵脂、延胡索、没药活血祛瘀。共奏化瘀散结、温阳散寒之功。调胃承气汤由大黄、甘草、芒硝制成，可缓下热结，通腑化浊。辨证加减：寒实内结，脘腹冷痛，关格不通，脉沉迟有力者，用三物备急丸、温胆汤。〔路志正.中医湿病证治学［M］.北京：科学出版社，2010，226-229〕

路志正: 真武汤合五苓散

【组成】熟附子 10～15g, 茯苓 15g, 白术 15g, 白芍 12g, 生姜 3g, 桂枝 10g, 泽泻 12g, 猪苓 15g。

【功效】温肾回阳, 开窍通闭。

【主治】尿毒症, 脾肾阳衰证。症见小便不通, 渐至呕吐不止, 面色㿠白, 头晕目眩, 神情呆滞, 烦躁不安, 手足厥冷, 呼吸低微, 汗出不止, 甚则抽搐昏迷, 舌淡胖、有齿痕、苔白滑, 脉沉迟, 或脉沉细欲绝。

【用法】水煎服, 每日 1 剂, 分 2 次服。

【经验】路老认为, 尿毒症脾肾阳虚型的主要病机为脾阳衰微, 命火不足, 三焦气化无权, 出入乖戾所致。方中制附子、桂枝、生姜温心、脾、肾之阳; 茯苓之甘淡渗利, 健脾渗湿, 以利水邪; 白术健脾燥湿, 以助脾之运化; 泽泻、猪苓利水渗湿; 白芍酸敛和阴, 使阳气归于内, 具有缓解附、桂辛热之性的作用。辨证加减: 中气虚不运者, 先以四君子换参芦探吐, 后用人参散 (《张氏医通》方: 人参、麝香、冰脑)、柏子仁汤 (《张氏医通》方: 人参、白术、茯苓、陈皮、甘草、柏子仁、麝香、生姜) 调理; 脉沉细, 手足厥冷者, 予既济丸 (《张氏医通》方: 熟附子、人参、麝香); 劳役后气虚不运者, 予补中益气汤加白术、槟榔; 肾虚者选用金匮肾气丸合参附汤加减。〔路志正. 中医湿病证治学 [M]. 北京: 科学出版社, 2010, 226-229〕

颜正华：地黄汤加味

【组成】熟地黄24g，怀山药12g，山茱萸12g，泽泻10g，丹皮10g，知母10g，黄柏10g，车前子15g（包煎），木通9g，酸枣仁10g，合欢皮10g。

【功效】滋阴补肾，利水消肿。

【主治】肾病综合征，肾衰竭，肾阴不足证。症见精神萎靡，面色苍白，尿少色赤频数，头昏耳鸣，心烦不寐，心慌心悸，腰膝酸困，舌嫩红、少苔，脉细数无力。

【用法】水煎服，每日1剂，分2次服。

【经验】颜老认为，地黄汤性质和平，不燥不寒，补中有泻，补而不滞，虽为三阴并补，实以补肾阴为主。后世很多滋补肾阴的方剂，都是从此方加减而成，为滋补肾阴的基础方，故适用于肾阴亏虚引起的各种病症。慢性肾病患者因西医长期用激素及利尿药，中药亦多半为温肾健脾之方，如实脾饮、五苓散、五皮饮等加减，故极容易出现肾阴不足，阴虚火旺。"肾藏精"，"腰为肾之府"，"阴虚生内热"，本病的辨证要点是：腰腿酸疼无力，头晕目眩，手足心热，舌红少苔，脉沉细数。根据病情，在配伍和用量上适当加减，灵活掌握，可以增强疗效。辨证加减：如腰膝酸痛甚者，可加杜仲、牛膝以强腰膝；如遗精头晕，可加重山茱萸剂量，并可增加龙骨、牡蛎、五味子以固精止遗；如阴虚火旺或血热者，可加重丹皮用量，且熟地黄可改为生地黄；如失眠多梦者，可加重酸枣仁用量并加柏子仁、夜交藤等以安神；如肾阴虚水肿，或兼湿热下注小便淋痛者，可加重泽泻、茯苓的用量等。〔颜正华．地黄丸方剂的分析和临床应用〔J〕．新中医，1983（1）：48-49+43〕

颜德馨：温脾汤加减

【组成】附子 9g，生大黄 15g（后下），生半夏 6g（先煎），党参 12g，生姜 3 片，茯苓 30g，姜竹茹 6g，陈皮 4.5g，六月雪 60g，川牛膝 9g，莪术 9g，赤芍 9g，桃仁 9g，苏木 9g。

【功效】健脾助运，温阳泄浊，化瘀行水。

【主治】关格。肺气失宣，脾失健运，肾阳衰微，气化失司，浊邪上逆。

【用法】水煎服，每日 1 剂，分 2 次服。

【经验】颜老认为，慢性肾炎发展到尿毒症期，为中医"关格"重症。肾病日久，迁延不愈，致肾阳衰微，湿浊内停，"三焦相溷，内外不通"，为病之渊薮，治疗当以温肾阳、调气化、泄溺毒为原则。方以附子、干姜、党参等温阳益气助气化；半夏、茯苓、生大黄、六月雪等泄浊解毒止呕，其中尤以生大黄为降浊要药，使溺毒从大便而去，亦寓通后窍以利前阴之意；加桃仁、赤芍、莪术等活血化瘀之品，以血水并治。此外，用生大黄、六月雪、黑豆灌肠在尿毒症治疗中具有重要作用。颜老指出，尿毒症治法在攻补之间，世多争议。本方以温脾汤加活血驱水；以小半夏加茯苓汤和胃泄浊，中病即止；并以金匮肾气丸（或煎汤药）善后，邪去而后扶正，扶正勿忘祛邪，治则中多参祛瘀。〔颜德馨.中华名中医治病囊秘·颜德馨卷［M］.上海：文汇出版社，1999，116-117〕

颜德馨：保留灌肠汤

【**组成**】生大黄 30g，六月雪 30g，黑豆 30g。

【**功效**】通肠下泄，祛邪安正。

【**主治**】关格。

【**用法**】水煎取浓汁 100～150mL，保留灌肠，每日 1 次。

【**经验**】颜老认为，肾炎晚期，每致尿闭、呕吐并见，此乃尿毒内闭，关格重症。中药保留灌肠是祛溺毒、拯关格的常用治疗方法，起到相当于结肠透析排毒的作用。〔颜德馨. 慢性肾炎慎过六关 [J]. 中国民间疗法，2011，19（2）：卷首页〕

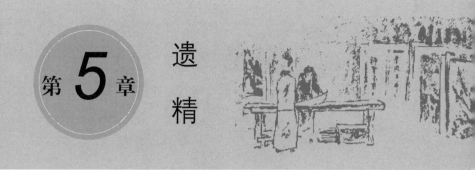

第5章 遗精

遗精是指不因性交而精液自行泄出的现象，分为生理性与病理性两种。凡成年未婚男子或婚后夫妻分居者，每月遗精1~2次而无其他不适症状者，属正常生理现象。病理性遗精是指男子青春期后，非性交或非手淫时，频繁发生精液外泄，并伴有头晕失眠，腰膝酸软，精神不振等症状的病症。凡每周遗精1次以上，或连续数遗，有梦或无，兼有头晕乏力，腰酸腿软者，即可确诊。中医将精液自遗现象称遗精或失精，有梦而遗者名为"梦遗"，无梦而遗，甚至清醒时精液自行滑出者为"滑精"。其病因多由肾虚精关不固；或心肾不交，相火妄动；或湿热下注，扰动精室；或脾虚不摄，精气外溢所致。其中，以心肾不交，相火偏亢，肾气不固引起的遗精较为多见，湿热下注所致者次之。西医可见于包茎过长、包皮过长、尿道炎、前列腺疾患等疾病所致。

本章收录了王绵之、邓铁涛、何任、张琪、张灿玾、张学文、周仲瑛、路志正、颜德馨等国医大师治疗本病的验方20首。王绵之认为本病病机属心肾不交证，治以温阳补肾、安神宁志、引火归元；

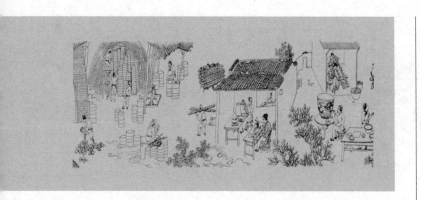

邓铁涛主张君相火旺及湿热痰火下注、扰动精室者宜以清泄为主，肾虚不固、封藏失职者，宜补肾固精；何任以"有梦治心，无梦治肾"为简要提挈之法；张琪注重从心、脾、肾三脏论治，治以补肾、健脾、宁心；张灿玾常用温肾固涩、宁心健脾之法治疗；张学文从心肾论治，治以益肾养心、化瘀固精；周仲瑛认为遗精属肾虚肝郁者，治以疏肝固肾，清热化湿，涩精止遗；路志正认为本病肾气不足，阳虚精寒者多见，治疗上注重阴阳互根，药性平和；颜德馨擅用疏肝益肾、活血化瘀之法。

王绵之：交泰丸加减

【**组成**】黄连 1.5g，生白芍 15g，肉桂 3g，阿胶 10g（烊化），生龙骨 15g（先煎），生牡蛎 15g（先煎），炙甘草 10g。

【**功效**】交通心肾，育阴潜阳。

【**主治**】遗精，心肾不交证。症见遗精，伴有不寐，常年头晕耳鸣，腰酸梦遗，心悸怔忡，五心烦热，舌质红、苔薄少，脉细数。

【**用法**】水煎服，每日 1 剂，分 2 次服。

【**经验**】交泰丸出自《韩氏医通》，以黄连、肉桂相伍同用。黄连味苦性寒，寒可清火，苦能降泄，故能泻心火，降心中之阳下归于肾而不独盛于上；肉桂辛甘大热，能温肾阳，引火归元，致肾中之阴得以气化而上济于心。黄连伍肉桂，泻心火，可用于因肾水不能上升以涵心火、心阳不能下降以温肾阳，心肾不交出现的心悸怔忡、失眠多梦、心烦不安等症状。如是一寒一热，一阴一阳，相反相成，可使肾水与心火升降协调，彼此交通。另加用阿胶、白芍养阴；龙骨、牡蛎收涩止遗。〔尹国有，孟毅. 中医内科经典验案 300例点评［M］. 北京：军事医学科学出版社，2011，298；邱祖萍，曹杰. 王绵之运用对药经验［J］. 中医杂志，2002（2）.105-106〕

邓铁涛：桂枝茯苓丸加减

【组成】桂枝10g，茯苓10g，赤芍10g，桃仁10g，扁豆花10g，丹皮10g，王不留行15g，两头尖12g，五爪龙30g，桑寄生30g，白术20g。

【功效】益气健脾，活血化瘀，祛湿通络。

【主治】梦遗，脾肾不足，痰湿夹瘀证。

【用法】水煎服，每日1剂，分2次服。

【经验】邓老认为，遗精的辨证须结合患者的健康状况、发病新久及脉证等依据判定，分清虚实。初起多见实证，日久以虚证为多。肾虚不固，封藏失职，治宜补肾固精，偏阴虚则滋阴，偏阳虚则温阳，若阴虚有热当养阴清火。本方采用桂枝茯苓丸加减，桂枝温通经脉而行瘀导滞；赤芍、桃仁，王不留行活血化瘀；丹皮散血行瘀，兼清瘀热；茯苓消痰利水，渗湿健脾；两头尖、五爪龙清热解毒，活血散瘀；扁豆、白术健脾化湿；桑寄生补肾祛湿。诸药合用，共奏益气健脾、活血化瘀通络之功。〔邹旭，肖艳，林晓忠，等.邓铁涛教授治疗梦遗验案［J］.新中医，2003，35（11）：18-19〕

邓铁涛：经验方

【组成】柴胡 6g，黄连 6g，橘红 6g，黄柏 12g，竹茹 12g，远志 12g，法半夏 20g，石菖蒲 20g，萆薢 20g，车前子 20g（包煎），土茯苓 30g。

【功效】泻相火，祛痰湿。

【主治】梦遗，君相火动，心肾不交证。

【用法】水煎服，每日 1 剂，分 2 次服。

【经验】邓老指出治疗梦遗应先查脏腑，用心过度或杂念妄想，君相火旺，引起遗精者为心病；精关不固，无梦滑泄者多为肾亏。君相火旺及湿热痰火下注，扰动精室者宜以清泄为主。方中柴胡性微寒，疏肝泻火；黄连、黄柏清泻心肾之火；远志宁心安神；菖蒲豁痰，化湿浊；半夏、橘红燥湿化痰；萆薢、车前子、土茯苓清热利湿。全方共奏清心泻火、化痰祛湿之功。〔邹旭，肖艳，林晓忠，等．邓铁涛教授治疗梦遗验案［J］．新中医，2003，35（11）：18-19〕

何　任：八珍汤合水陆二仙丹加减

【组成】党参20g，白术15g，茯苓20g，炙甘草10g，当归10g，熟地黄20g，川芎10g，白芍20g，芡实20g，金樱子30g，煅龙骨15g（先煎），煅牡蛎15g（先煎），五倍子3g（研细末）。

【功效】补益气血，固肾摄精。

【主治】遗精，气血亏损，精关不固证。

【用法】水煎服，每日1剂，分2次服。五倍子3g，研细末，分2次吞服。

【经验】何老通过临床实践，认为以"有梦治心，无梦治肾"为简要提挈之法。方以八珍汤合水陆二仙丹，并龙骨摄敛，且加五倍子末吞服。八珍汤为气血双补的名方，水陆二仙丹由芡实、金樱子组成，有益肾滋阴、收敛固摄之功。芡实甘涩，能固肾涩精；金樱子酸涩，能固精缩尿，两药配伍，能使肾气得补，精关自固。五倍子酸性收敛，固精止遗。诸药合用，共奏补气养血、固精止遗之效。

〔何若苹. 何任治疗疑难病医案3则［J］. 世界中医药，2006，1（1）：34〕

何 任: 知柏地黄丸加减

【组成】知柏地黄丸 30g（包煎），丹参 9g，石楠叶 12g，花龙骨 12g，茯神 12g，煅牡蛎 12g，黑芝麻 30g，制女贞子 12g，五味子 9g，莲子心 6g。

【功效】滋阴降火，安神固精。

【主治】梦遗，肾阴亏虚，阴虚火旺证。

【用法】水煎服，每日 1 剂，分 2 次服。

【经验】何老指出，肾阴亏虚，阴虚火旺，扰动精室而为遗精。肾水不得上济于心，心火独亢则心烦失眠，心肾失交而梦遗更剧，形成恶性循环，宜采用心肾并治之法。方中知柏地黄丸滋阴降火，安神固精；莲子心、五味子、丹参清心固摄；石楠叶、女贞子、黑芝麻助知柏地黄丸补肝肾之阴，且石楠叶能强筋骨，益肾；龙骨、牡蛎、茯神镇心安神，潜阳固涩。诸药合用，壮水制火而固精关。

〔何若苹.何任医案实录［M］.北京：中国中医药出版社，2012，93-94〕

何　任：桂枝龙骨牡蛎汤加减

【组成】丹参9g，炙甘草6g，桂枝6g，白芍9g，煅龙骨15g，煅牡蛎12g，莲须6g，茯神12g，菟丝子9g，柏子仁9g。

【功效】补益心肾，摄精敛汗。

【主治】遗精，肾精亏损，心肝失养证。症见遗精，面色㿠白，头胀目花，心悸失眠，自汗，腰酸膝软，舌质淡，脉芤而紧。

【用法】水煎服，每日1剂，分2次服。

【经验】遗精患者，初起多因阴虚火旺、心肾不交而致，用滋阴降火之剂可收效，但遗精日久，阴精过耗，致阴阳两虚，此时单用补阴之品则难以奏效，当调补阴阳，佐以收涩之品，方达补虚涩精之功。《金匮要略》云："脉得诸芤动微紧，男子失精，女子梦交，桂枝龙骨牡蛎汤主之。"桂枝龙骨牡蛎汤以桂枝、白芍通阳益阴；甘草和中；龙骨、牡蛎固精敛汗，且能重镇安神；再加茯神、柏子仁、丹参养心安神；菟丝子益肾精；莲须清心益肾，而能涩精。全方具有调阴阳、和营卫、益肾固精、养心安神之功。〔何若苹.何任医案实录［M］.北京：中国中医药出版社，2012，95〕

张　琪：经验方

【组成】熟地黄 25g，山茱萸 20g，枸杞子 20g，山药 20g，巴戟天 15g，淫羊藿 15g，仙茅 15g，鹿角霜 20g，肉苁蓉 15g，小茴香 15g，胡芦巴 15g，芡实 20g，金樱子 20g，龙骨 20g，五味子 15g，石莲子 20g，牡蛎 20g，甘草 15g，桂枝 15g，白芍 15g。

【功效】补肾，摄精，温阳。

【主治】梦遗，肾阴阳两虚证。症见梦遗，睾丸湿冷，自觉精神不振，乏力，注意力不集中，健忘，尿浊，腰酸，舌质红、苔白，脉沉。

【用法】水煎服，每日 1 剂，分 2 次服。

【经验】《景岳全书·卷二十九·遗精》云："遗精之始，无不病由乎心。"张老认为，思虑劳累过度，可致肾之阴阳俱虚，肾精不足，相火妄动，日久阴损及阳，肾阳亏损，精关不固，最终导致遗精，治宜阴阳双补。方中熟地黄、山茱萸、枸杞子、山药滋补肾阴；巴戟天、淫羊藿、仙茅、鹿角霜、肉苁蓉、桂枝、小茴香、胡芦巴温补肾阳；芡实、金樱子、龙骨、五味子、石莲子、牡蛎收敛固摄精液。其中桂枝、白芍、龙骨、牡蛎、甘草取桂枝龙骨牡蛎汤之意，调和营卫，固涩精夜。诸药合用，阴阳并补而愈。〔张琪.张琪医案选萃［M］.北京：科学出版社，2013，162〕

张　琪：金锁固精丸加减

【组成】芡实20g，金樱子30g，莲子20g，龙骨30g，牡蛎20g，五味子15g，酸枣仁30g，远志15g，茯神20g，白芍15g，桂枝15g，山茱萸20g，枸杞子20g，柏子仁20g，太子参20g，石菖蒲15g，甘草15g。

【功效】补益心脾，固肾涩精。

【主治】遗精，心脾肾俱虚，肾精不固证。

【用法】水煎服，每日1剂，分2次服。

【经验】肾藏精，心主神明，脾主运化，思为其志。体质素弱患者，若思虑过度，耗伤神志，肾精亏耗，精关不固，心、脾、肾俱伤，导致遗精频繁，出现腰酸腿软，头昏心悸，少寐多梦，舌淡、脉虚弱等一系列证候。张老认为应从心、脾、肾三脏论治，心肾虚，肾关不固，少寐多梦，心神耗伤，宜予补肾固精、养心安神之剂，治以金锁固精丸与酸枣仁、远志、茯神、石菖蒲等安神宁心之剂合用，取得良好疗效。〔张琪.张琪医案选萃［M］.北京：科学出版社，2013，163-164〕

张灿玾：补中益气汤合桂枝加龙骨牡蛎汤加减

【组成】炙黄芪 9g，人参 6g，炒白术 9g，当归 9g，陈皮 6g，柴胡 3g，升麻 3g，白芍 9g，桂枝 6g，生龙骨 9g，生牡蛎 9g，山茱萸 9g，山药 9g，五味子 3g，炙甘草 3g，生姜 3 片，大枣 3 枚。

【功效】健脾补气，固涩止遗。

【主治】顽固性遗精，阴阳虚损证。

【用法】水煎服，每日 1 剂，分 2 次服。

【经验】张老认为，气陷则不能升载，气虚则不能固摄，故精自滑不能止，滑愈甚而气愈虚，此所以取补中益气汤为治者，欲固其气也。气得升提而精自固摄，滑可止也。又《金匮要略方论·血痹虚劳》云："脉得诸芤、动、微、紧，男子失精，女子梦交，桂枝加龙骨牡蛎汤主之。"故以补中益气汤合桂枝加龙骨牡蛎汤合方。桂枝汤调和营卫，加龙骨、牡蛎等收敛涩精之品，复加山茱萸入肝肾，山药入脾肾，五味子入肺心肾，如此可五脏并调，气阴兼顾，滋而不腻，补而不偏，敛而不闭，用治阴阳虚损的顽固性遗精可收满意疗效。〔张灿玾.国医大师张灿玾［M］.北京：中国医药科技出版社，2011，25-26.〕

张灿玾：遗精滑泄方

【组成】五倍子30g，茯苓60g。

【功效】健脾宁心，敛肾固涩。

【主治】遗精。

【用法】二药共为细末，为丸或为散，每日空腹服用，每次6g，早晚各1次。

【经验】张老认为，本病的病机在心脾气虚，肾气不固，精液滑泄，故方取《医学纲目·梦遗白浊》所载治遗精滑泄方，重用一味茯苓，取其补中气、健脾胃、益中州、化气血，为补中益气之上品；且能益脾气、降痰涎、开心智、安心窍，为宁心安神之良药。脾气强健，则气血有源，血旺精盈，统摄有力，精归入肾，其症自愈。方中五倍子酸收而涩，功专固敛，善敛虚散之气，固滑脱之关，能敛肾气、固精关、止遗泄，能降浮炎、清精室。肾气敛则关自固，精室清则遗泄自止。如此配伍，肾强关固，精室清静，其症自愈。

〔高尚社.国医大师张灿玾教授辨治遗精验案赏析［J］.中国中医药现代远程教育，2012，10（7）：14-15〕

张学文：经验方

【组成】当归 10g，桃仁 10g，红花 10g，丹参 30g，赤芍 10g，琥珀 6g，莲须 10g，牡蛎 10g（先煎），五味子 10g，山楂 15g。

【功效】益肾养心，化瘀固精。

【主治】梦遗，瘀阻脉络证。症见遗精，面色青黄，精神萎靡，腰酸腿痛，头昏耳鸣，伴心慌气短，舌暗红、舌下有瘀点，脉沉涩。

【用法】水煎服，每日 1 剂，分 2 次服。

【经验】张老认为，惊易伤肾，厥阴之脉抵少腹，循阴器，肝脉瘀阻，宗筋不利；恐伤肾，肾气下泄，故滑精。方中取桃红四物汤之意活血化瘀，加用丹参、琥珀加强活血作用；莲须、牡蛎、五味子均为固涩之药，补肾宁心；山楂既能活血化瘀，又具有收敛作用。全方活血化瘀，固肾涩精，加之精神保持乐观，有利于病情的痊愈。

〔张学文. 医案三则〔J〕. 吉林中医药杂志，1984（1）：28〕

周仲瑛：四逆散合水陆二仙丹加减

【组成】醋柴胡5g，赤芍10g，炒枳壳10g，炙甘草3g，紫花地丁20g，黄柏10g，炒白术10g，金樱子15g，芡实12g，煅龙骨20g，煅牡蛎20g，玄参10g，楮实子10g，桑寄生10g。

【功效】疏肝固肾，清热化湿，涩精止遗。

【主治】遗精，肾虚肝郁证。症见梦遗，手足清冷不温，入冬尤显，唇干，腰酸痛，腿软，小便黄，舌质红、苔黄，脉弦。

【用法】水煎服，每日1剂，分2次服。

【经验】遗精数年患者，当属肾精虚耗，肾气复虚，封藏不固，故见腰酸腿软，然其症状特点又表现为梦遗、唇干、内热、舌质红苔黄，此与湿热相火扰动精室有密切关系。相火生于肾而寄于肝，今肝经湿热，相火内郁，阳气不能外达，故反手足清冷，脉弦为肝家郁热。本方以四逆散、水陆二仙丹为基础，透达郁热。四逆散由甘草、枳实、柴胡、芍药组成，柴胡疏肝解郁；枳实行气散结；芍药和营而调肝脾；甘草缓急和中。共奏宣畅气机、透达郁阳之效，能使肝气调达，郁阳得伸。水陆二仙丹由芡实、金樱子组成，有益肾滋阴、收敛固摄之功。此外，加用紫花地丁、黄柏、白术以清湿热相火，金樱子、芡实、煅龙骨、煅牡蛎固涩止遗，玄参、桑寄生、楮实子滋阴补肾。〔尹国有，孟毅.中医内科经典验案300例点评[M].北京：军事医学科学出版社，2011，300-301〕

周仲瑛：经验方 1

【组成】知母 10g，黄柏 10g，苦参 10g，土茯苓 15g，乌药 10g，金樱子 15g，芡实 12g，莲须 10g，鹿角霜 10g，红花 5g，肉桂 3g（后下），紫花地丁 15g，炙刺猬皮 10g。

【功效】清化湿热，补肾固涩，佐以活血。

【主治】遗精，湿热瘀阻，肾虚不固证。症见遗精，滑泄，有梦而遗，伴有阴囊下坠胀感，排尿不畅，口干作苦，舌质暗、苔薄黄腻，脉弦。

【用法】水煎服，每日 1 剂，分 2 次服。

【经验】周老认为，年老患者，肾气不足，长期遗泄，更伤肾精，肾脏失去封藏，导致遗精滑泄。因此，一方面要注意补肾固涩，治本虚；另一方面，清化湿热，治标实。方中用知母、黄柏、苦参、土茯苓、紫花地丁等清热化湿药，使湿热从下焦排出；金樱子、芡实、莲须、刺猬皮等收涩药，补肾涩精补髓。刺猬皮是刺猬的外皮，一般炙用，具有行气止痛、化痰止血、固精缩尿的作用，用于遗精、遗尿等症。此外，在大量的清化湿热中药之中，仅仅加入了少量的肉桂、鹿角霜、乌药等温热药，既可以起到温阳化气、交通心肾的作用，又可防止寒凉清利的药物遏伤肾阳。如此配伍，阴阳并调，动静结合，补虚泻实。〔顾勤.跟周仲瑛抄方［M］.北京：中国中医药出版社，2008，195-197.〕

周仲瑛：经验方2

【组成】黄柏10g，知母10g，肉桂3g（后下），炙刺猬皮15g，炙龟甲12g（先煎），鹿角霜6g，金樱子15g，紫花地丁20g，煅龙骨20g（先煎），煅牡蛎25g（先煎），苦参10g，芡实12g，莲须10g，乌药10g，益智仁10g，生蒲黄10g（包煎）。

【功效】引火归元，滋肾固摄。

【主治】反复梦遗，相火妄动，精关不固证。症见反复发作梦遗，遗精后汗出，阴部有下坠感，寐差梦多，口苦，舌质暗、苔白腻，脉濡滑。

【用法】水煎服，每日1剂，分2次服。

【经验】遗精之病变脏腑主要在心肾，病机与肾阴亏虚，不能上济心火，心肾不交，心火易动，进一步引发相火有关，故治疗上应遵循一清泄、二固涩的原则，采用引火归元法治疗。有梦而遗、口苦、寐差则为心火上动之征，阴部有下坠感则为相火夹湿下注之象，周老仿交泰丸之意，用黄柏、知母易黄连，合肉桂，引无根之火降而归元；龟甲滋阴补肾，上济心火；金樱子、芡实、莲须、益智仁、炙刺猬皮、煅龙骨、煅牡蛎补肾涩精，加强收涩作用；紫花地丁、苦参清泄下焦湿热。诸药合用，寒温兼施，水火交济，肾精固涩，心神得宁，则遗精自止。方中肉桂易桂枝，取纳气归肾、引火归元之义；并加用鹿角霜增温补之力，意图取"阳中求阴"之法，在龟甲补阴同时加用助阳药，阴阳并调，阴得阳助而泉源不竭。〔陈四清. 周仲瑛医案·引火归原法治疗遗精［J］. 江苏中医药，2006，27（6）：36-37〕

路志正：龙胆泻肝汤加减

【组成】龙胆草 10g，黄芩 10g，柴胡 10g，生地黄 15g，木通 6g，车前子 12g（布包），黄柏 10g，肉桂 3g（后下）。

【功效】清热利湿，佐以理血。

【主治】遗精，肝经湿热证。症见头晕、腰痛、小腹坠胀疼痛，有时尿痛，余沥不尽，腰部到尾骶部有下坠及发凉感，舌质暗红、苔微黄，脉弦滑小数。

【用法】水煎服，每日 1 剂，分 2 次服。

【经验】路老认为证属肝经湿热，盖肝脉绕阴器，抵小腹，肝脉阻塞则小腹胀痛，尿痛或余沥不尽；湿热交蒸，扰动精室则遗精；精泄则虚，肾府及髓海空虚则头晕、腰痛；腰至尾骶下坠发凉乃是湿热蕴结、闭阻命门相火之症。湿热不除，精关不固，故宜清肝经湿热，邪去精相复。方以龙胆泻肝汤为主化裁：龙胆草大苦大寒，上泻肝胆实火，下清下焦湿热，为泻火除湿的君药；黄芩苦寒泻火，为臣药；木通、车前子清热利湿，使湿热从水道排除；生地黄滋阴养血；柴胡引诸药入肝胆经；另加黄柏以清精室邪热；合肉桂引相火归元。〔路志正.路志正医林集腋［M］.北京：人民卫生出版社，1990，104-105〕

路志正：经验方 1

【组成】莲子 12g，芡实 12g，生龙骨 21g，沙苑蒺藜 12g，生牡蛎 21g，栀子 3g，川黄连 3g，五味子 6g，生地黄 6g，麦冬 9g。

【功效】平补阴阳，补中兼清。

【主治】遗精。症见头晕眼花，腰腿酸软，疲乏无力，舌红、苔薄白，脉弦细。

【用法】水煎服，每日 1 剂，分 2 次服。

【经验】路老认为，遗精之生，系君相二火之妄动，故以川黄连、生地黄泻南补北；栀子通泄三焦之火；生龙骨、生牡蛎镇心安神止遗，是谓"治其本，清其源"；沙苑蒺藜为甘温之品，张石顽称之为"精虚劳要药"，最能固精；莲子甘淡而涩，汪昂称其"能交水火而媾心肾，安靖上下君相火邪"；芡实味涩而固肾，补下元而益肾精。诸药合用，补肾无燥热之偏，固精无凝涩之害，清火无苦寒之弊，方似平淡无奇，而确能中病。张景岳云："善补阳者，必于阴中求阳，则阳得阴助而生化无穷，善补阴者，必于阳中求阴，则阴得阳升而泉源不竭。"（吴大真，李剑颖.国医大师验案精粹·内科篇[M].北京：化学工业出版社，2011，303）

路志正：经验方 2

【组成】盐茴香 9g，菟丝子 10g，炒山药 15g，炙豹狗骨 9g（先煎），黑大豆 12g，巴戟天 9g，肉苁蓉 15g，枸杞子 10g，盐黄柏 6g，紫河车粉 10g。

【功效】温补命门，助肾化气。

【主治】梦遗、早泄，命门火衰，肾阳蒸化无力。症见梦遗、早泄，伴有畏寒肢冷，腰膝酸软，乏力，失眠，舌体胖、质淡、苔白，脉细弱。

【用法】水煎服，每日 1 剂，分 2 次服；紫河车粉 10g，分 2 次冲服。

【经验】命门火衰，不能温阳化气，致精冷阳痿、早泄者，治宜补命门、助肾气。方中盐茴香温中散寒；配豹狗骨壮肾填精；佐以紫河车血肉有情之品补气益精生髓；用黑大豆、巴戟天、枸杞、肉苁蓉、菟丝子补肾助阳填髓；配山药养脾胃；佐黄柏以泄相火。路老在处方遣药之际，注意阴阳互根，在温补肾阳之时，加入一些滋阴之品；在益肾阴时，适当佐入助阳之药，从而使"阳得阴助而生化无穷，阴得阳升而泉源不竭"，达到阴平阳秘之目的。同时，注意补中有清，用药平和，常佐以清泄相火之品，如加用知母、黄柏以防相火易亢。〔路志正.路志正医林集腋［M］.北京：人民卫生出版社，1990，105-106.〕

颜德馨：化瘀赞育汤

【组成】熟地黄 30g，紫石英 30g，桃仁 9g，红花 9g，赤芍 9g，川芎 9g，当归 9g，柴胡 9g，枳壳 5g，桔梗 5g，牛膝 5g。

【功效】疏肝益肾，活血化瘀。

【主治】遗精、早泄、阳痿、不射精、睾丸胀痛肿块、阴囊痿缩等男科疾病。

【用法】水煎服，每日1剂，分2次服。

【经验】此方是颜老治疗男科疾病的经验方，以柴胡、枳壳疏肝理气，条达气机；桃红四物汤活血祛瘀，气血双调，其治在肝；熟地黄滋养肾精，紫石英温补肾阳，阴阳平补，其治在肾；加入桔梗、牛膝提上利下，贯通血脉，疏肝气之郁滞，化血脉之瘀结，而使肾气得以振奋。诸药合用共奏调理气机、滋补肾气、活血化瘀之功。在用药物治疗的同时，配合心理疏导，可收事半功倍之效。辨证加减：早泄或梦遗者，去紫石英、牛膝，加黄柏 9g，知母 9g；阳痿者，加蛇床子 9g，韭菜子 9g；不射精者，加炮山甲 9g，王不留行 9g；睾丸胀痛者，加橘核 6g，川楝子 9g，小茴香 6g；睾丸肿块者，加三棱、莪术、海藻、昆布各 9g。〔耕耘，李蓉. 国家级名老中医验方大全［M］. 奎屯：伊犁人民出版社，1999，400-401；邢斌. 颜德馨内科学术经验薪传［M］. 北京：中国中医药出版社，2010，143-144〕

颜德馨：倍苓丸

【组成】五倍子 30g，茯苓 60g。

【功效】补肾固精。

【主治】肾虚不固之梦遗白浊。

【用法】共为细末，水泛为丸，如绿豆大，每服 6g，温开水送下，每日 2～3 次。服药期间，应戒性生活。

【经验】心为君火，肾藏相火，君火一动，相火随之，扰动精室，遂致遗泄。本病病机的关键为心脾气虚，肾气不固，精液滑泄；治宜健脾宁心，敛肾固涩。本方来源于明代楼英的《医学纲目》，适用于遗精梦遗，或滑精不止者。颜老认为遗精虽责之肾虚，然与心的关系密切，临床习见遗精，多由相火过旺，倍苓丸一涩一通，切合病机，疗效显著。方中茯苓甘淡性平，归心、脾、肾经，清心固肾，取其入手足太阴、少阴，能守五脏真气，先升后降，升能固精，降能利湿；辅以五倍子酸收而涩，固肾涩精，功专收敛，善固精关。两药一通一涩，深得阴阳配合之妙。方中茯苓重用，盖因茯苓禀真阳之精气，能吸阳中之阴以归阳，故能益心气而宁心神；又具至阴之性质，能收阴中之阳以归阴，故能化浊阴而益肾气。〔魏江磊．颜德馨方药心解［M］．北京：中国中医药出版社，2010，75-76〕

颜德馨：经验方

【组成】炒苍术 6g，炒白术 6g，升麻 3g，川黄柏 4.5g，柴胡 3g，云茯苓 10g，法半夏 6g，生甘草 3g，橘皮 4.5g。

【功效】健脾化湿，升清降浊。

【主治】遗精。症见面㿠神萎，胸闷不畅，腰膝痠软，脉细小数，舌苔厚腻根白。

【用法】水煎服，每日 1 剂，分 2 次服。

【经验】遗精多从心、肾着手，但经云："怵惕思虑者则伤神，神伤则恐惧流淫而不止。"思虑伤脾，患者久治无效，并有面㿠神疲、胸闷不畅、苔腻、脉细等，乃中虚气陷不摄，湿邪化热，扰动精室之象。颜老认为此乃恣食膏粱厚味，湿浊郁久化火，心火动摇，肾水不得安宁，封藏失守，此证补肾不若补脾，法当健脾化湿，使其清升降浊，精关自固。方中苍术、白术健脾燥湿；半夏、茯苓、橘皮取二陈汤之意，燥湿化痰，理气和中；升麻、柴胡升清降浊；黄柏清利湿热；甘草调和诸药。全方宗"脾统四脏"之说，脾气健旺，则生化之源充足，后天补先天，不治遗则遗自止。〔颜德馨. 脾统四脏之我见［J］. 铁道医学，1983，11（3）：170-171〕

附：早　泄

早泄是指每次性交或大多数性交时，只要一有性交念头，马上射精；或准备性交或刚刚接触女性外阴即出现射精；或阴茎进入阴道不久（少于 30 秒），精液即射出，可确诊为早泄，是常见的男性性功能障碍疾病之一。偶然出现早泄，不能认为是病态；只有经常性出现者，才是疾病。其病因有器质性和功能性两类，器质性者，多因泌尿生殖系炎症引起，如后尿道炎、精阜炎及慢性前列腺炎等；功能性者，则是感觉神经的敏感性过高所致。中医学认为心火过旺，扰动精关；或肝气郁结，疏泄失常；或阴亏火旺，固摄无权；或肾气虚衰，封藏失固等均可导致发生早泄或滑泄。其中以阴虚阳亢者居多，阳虚者少见。

本章收录了朱良春、李振华、李辅仁、张琪、颜德馨等国医大师治疗本病的验方 5 首。朱良春注重阴阳并调，善用血肉有情之品，补肾填精；李振华常用温补肾阳之药，并注重阴中求阳；李辅仁善借药酒之辛散温通防治各种慢性虚损疾患；张琪侧重滋阴降火，加用收敛固涩之药；颜德馨注重以膏方进补，调补肝肾。

朱良春：补肾丸

【组成】蛤蚧1对，熟地黄45g，菟丝子45g，金樱子45g，巴戟天45g，肉苁蓉45g，紫河车30g。

【功效】温肾助阳，温养肝肾。

【主治】早泄、阳痿，肾阳虚衰、下元不固证。

【用法】上药共研极细末，水泛为丸如绿豆大，每服6g，每日2次。

【经验】方中蛤蚧性微温、味咸，入肺、肾二经，为血肉有情之品，功善温补肾阳，兴阳起废，为君药，凡是久病虚损之疾，均可配合用之。《本草纲目》谓其"补肺气，定喘止渴，功同人参；益阴血，助精扶赢，功同羊肉"。故阳痿、遗泄属于虚寒证者，均可用之。蛤蚧、肉苁蓉、菟丝子、金樱子、巴戟天滋阴补阳，为臣药；紫河车乃血肉有情之品，大补气血，峻补肾阴，为使药；诸药合用，共奏补肾填精、固摄下元之功。朱老指出，蛤蚧入药以尾部力量最强，故无尾者不用。用时须剔去细鳞，去头足，以黄酒浸透后烘干研作细粉，宜入丸、散剂。临床注意：苔黄舌质红，下焦有湿热或相火炽盛者，不宜用此方。〔朱良春.北京：中国百年百名中医临床家丛书·朱良春［M］.中国中医药出版社，2001，179〕

李振华：加味右归丸

【组成】熟地黄 15g，山茱萸 15g，枸杞子 15g，山药 30g，附子 9g，肉桂 6g，茯神 15g，酸枣仁 15g，龙骨 15g，牡蛎 15g，五味子 9g，炙甘草 9g。

【功效】温阳补肾，安神宁志。

【主治】早泄、遗精或滑精、阳痿，肾阴亏虚，阴虚及阳，肾脏亏损，心肾不交之肾阳虚证。症见男子早泄、遗精或滑精、阳痿，伴有精神萎靡，面色㿠白，形寒畏冷，四肢欠温，少寐易醒，梦多，健忘，夜间尿多，舌质淡、苔薄白，脉沉细无力。

【用法】水煎服，每日 1 剂，分 2 次服。

【经验】本方具有温补肾阳、兼益精血、扶阳滋阴的作用。方中熟地黄、山茱萸、枸杞子、山药、五味子滋补肝肾、养血益精；附子、肉桂温阳益肾；茯神、枣仁、龙骨、牡蛎宁心安神、镇惊固涩；炙甘草益气温中、调和诸药。诸药合用，使阴阳协调，肾气充足，心肾得交，则诸症可愈。〔李振华.常见病辨证治疗［M］.郑州：河南人民出版社，1979，218〕

李辅仁：四仙酒

【组成】仙茅 15g，仙灵脾 10g，威灵仙 15g，炒三仙 15g，枸杞子 15g。

【功效】益肾壮阳。

【主治】早泄、阳痿，肾气不足证。症见腰酸腿软，食欲不振，饮食减少等。

【用法】将上药煎 30 分钟，过滤去渣，澄清后，兑入 25 度白酒 500mL。多配药量类增。

【经验】李老善借药酒辛散温通之功效，防治各种慢性虚损疾患。方中仙茅、仙灵脾温肾壮阳；威灵仙具有祛风除湿、通络止痛的功效；炒三仙即炒山楂、炒麦芽、炒神曲，有健胃消食的功效；枸杞子补肾滋阴；酒性温，味辛而苦甘，辛散温通，善行药势而达于脏腑、四肢百骸；加上补血益气、滋阴温阳的滋补强身之品，有利于更好发挥益肾壮阳功效。〔刘毅，李世华．李辅仁治疗老年病经验［M］．北京：中国中医药出版社，1994，116〕

张　琪：知柏地黄丸合金锁固精丸加减

【组成】熟地黄 25g，山茱萸 20g，枸杞子 20g，菟丝子 15g，淫羊藿 15g，金樱子 20g，芡实 20g，莲须 20g，龙骨 20g，山药 20g，薏苡仁 20g，扁豆 15g，白术 15g，黄柏 15g，知母 15g，白芍 20g，当归 20g，鹿角胶 15g，柴胡 15g，甘草 15g。

【功效】滋阴降火，涩精止遗，健脾补肾。

【主治】早泄，肾阴虚火旺、兼夹脾虚之证。症见早泄，自汗出、头汗甚，尿不尽，小便淋漓，尿黄，偶有阳痿，走路失衡，大便稀溏，舌红有裂纹、苔白，脉沉。

【用法】水煎服，每日 1 剂，分 2 次服。

【经验】肾藏精，开窍于二阴，司二便，肾阴虚火旺，虚火扰动精室，精关不固，因而出现早泄、小便频、淋漓不尽；肾主骨生髓，肾阴亏、髓少则骨软无力，走路失衡；虚热蒸津外泄故汗出，宜补肾滋阴降火、涩精止遗之剂，方用知柏地黄丸合金锁固精丸加减。方中熟地黄、山茱萸、枸杞子滋补肾阴；知母、黄柏泻相火；少佐菟丝子、淫羊藿以期阳生阴长，阳中求阴；金樱子、芡实、莲须、龙骨收敛涩精止遗；鹿角胶为血肉有情之品最补真阴；再加山药、白术、扁豆、薏苡仁健脾止泻，更以后天补先天；方中一派滋补之品，为防滋腻阻碍气机，故加柴胡、白芍疏理气机。〔张琪.张琪医案选萃［M］.北京：科学出版社，2013，165〕

颜德馨：血府逐瘀汤加减

【组成】西洋参90g，别直参60g，柴胡90g，当归90g，怀牛膝90g，白茄根90g，紫丹参150g，白芍90g，巴戟天90g，山茱萸90g，泽兰90g，菟丝子90g，枸杞子90g，潼沙苑90g，仙茅90g，熟地黄300g（砂仁同拌），仙灵脾150g，制首乌150g，玉竹180g，黄芪300g，杜仲90g，川续断90g，红花90g，潞党参90g，紫河车30g，炙甘草45g，制狗脊90g，灵芝120g，炒知母90g，炒黄柏90g，泽泻90g，丹皮90g，怀山药100g，肉苁蓉90g，黑料豆90g，红枣90g，芡实90g，黄精90g，炒枳实60g，莲子肉90g，补骨脂90g，苍术90g，白术90g，陈皮60g。

【功效】调益肝肾，调其血气，平衡阴阳。

【主治】早泄，肝肾不足，精关不固证。

【用法】上药共煎去渣，文火熬糊。西洋参90g，别直参60g二味另煎，兑冲。加入龟甲胶90g，鹿角胶90g，冰糖500g，烊化收膏。每晨以沸水冲饮1匙。

【经验】颜老认为，劳心者伤神，痹痛者伤形，形神两伤，精关不固，早泄见矣。经云："清阳出上窍，浊阴出下窍；清阳发腠理，浊阴走五脏；清阳实四肢，浊阴归六腑。"事关升降出入，升提肾精能固关窍，肾水上济心神得护，肝木荣茂四肢得养，诸法之用，调其血气，使之平衡。膏方以血府逐瘀汤为主轴，配以黄芪、芡实、湘莲、沙苑提固；佐以肉苁蓉、巴戟天、菟丝子、仙灵脾、仙茅益肾；胎盘大补精血元气，知母、黄柏止其真精妄动，使之动静协调。〔屠执中.颜德馨膏方精华〔M〕.北京：中国中医药出版社，2009，72〕

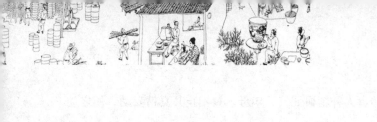

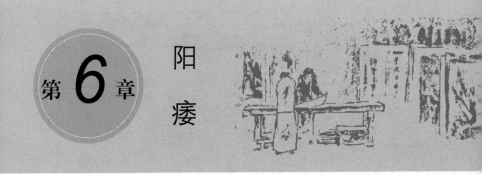

第**6**章　阳痿

　　阳痿是指青壮年男子，由于虚损、惊恐或湿热等原因，致使宗筋弛纵，引起阳事痿软不举，或临房举而不坚的病证。阳痿多由恣情纵欲，频犯手淫，导致精气虚损，命门火衰，或由于思虑、惊恐伤及心脾肾而成，亦可因肝失疏泄，湿热下注，宗筋弛纵所致。其辨证当先据病因病机，分清脏腑虚实；再据舌苔脉象，辨别有火无火。虚证当补，实证当泻；有火宜清，无火宜温。命门火衰者，治宜温补下元；心脾受损者，治宜补益心脾；惊恐伤肾者，治宜益肾宁神；肝郁不舒者，治宜疏肝解郁；湿热下注者，治宜清化湿热。

　　本章收录了朱良春、任继学、李玉奇、何任、张琪、张学文、张镜人、周仲瑛、裘沛然、路志正、颜德馨等国医大师治疗本病的验方29首。朱良春治疗阳痿分虚实寒热，以热则宜清、实则宜攻为常法，对阳痿虚寒之证则，善于运用温补之药从补益肝、脾、肾三脏入手治疗本病；任继学注重理气化痰；李玉奇指出年轻人肾精不足引起的阳痿，治疗时切忌峻补，以免助火伤精，过犹不及；何任认为治阳痿不能单用补阳助痿之药，肾阴亏虚者宜补肾养阴；张琪

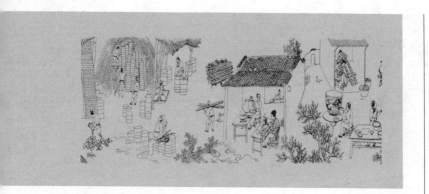

善于阴阳双补，随证施治；张学文则注重活血化瘀，扶阳育阴；张镜人善用膏方调治慢性疾病，常用养精填髓之物，佐以健脾行气之品，慎用过寒过热、过苦过辛之品以防损伤胃气；周仲瑛多从虚、寒、痰、瘀、郁、湿热等方面入手；裘沛然则取暖肝煎之义暖肝温肾，行气止痛；路志正认为肾气不足、阳虚精寒者宜温补命门；颜德馨善从气血辨证，论治求本，独擅其长，常以"气脉常通，肾气有余"为指导，善用膏方制剂调理。

朱良春：蜘蜂丸

【组成】花蜘蛛 30 只，炙蜂房 60g，紫河车 60g，淫羊藿 60g，肉苁蓉 60g，熟地黄 90g。

【功效】温肝暖脾，滋阴壮阳，补肾填精，化瘀通窍。

【主治】虚证阳痿。

【用法】将上述药物共研成细末，制成蜜丸，每次服 6～9g，每日 2 次，分别于早、晚饭前用温开水送服。

【经验】朱老认为，虚证阳痿具肝、脾、肾同虚的共性，此方中的 6 味药是根据共性所拟的，具有很强的温肝、暖脾、补肾的功效。花蜘蛛具有益肾温阳之功，与蜂房配伍使用，可破结通利、温肝散寒、温肾壮阳、散沉阴结气；蜂房不仅具有温肾的功效，还可调节全身脏腑功能，是治疗阳痿的要药；熟地黄、紫河车、肉苁蓉、淫羊藿具有补养肝肾、大补气血之效。六药配伍制成的蜘蜂丸药简效宏，具有温肝、暖脾、滋阴、壮阳、补肾填精、化瘀通窍的功效。

〔关树生.名医朱良春治疗阳痿的经验方〔J〕.求医问药，2012（9）：6-7〕

朱良春：竹皮大丸加味

【组成】竹茹20g，白薇20g，生甘草20g，生石膏60g，桂枝5g，生大黄5g，大枣5枚。

【功效】清热安中，益气和胃。

【主治】实热阳痿。症见头晕目眩，梦多，呕恶常作，身热心烦，面红，渴喜冷饮，口臭，小便黄赤，大便燥结，舌红、苔黄、脉弦数有力。精液常规检查正常。

【用法】水煎服，每日1剂，嘱戒烟酒。

【经验】朱老治疗阳痿分虚实寒热，拟基本方加减，且有丸、散、汤诸剂型灵活变化。对于证属脾胃实热者，采用热则宜清、实则宜攻为常法。朱老强调：中医治疗阳痿，既不能见虚寒即用温阳益肾之药，又不能见实热即投龙胆泻肝汤之法。竹皮大丸原本丸剂，并无泻实攻下之品，改汤移治阳痿，虽重用生石膏，少佐生大黄，亦不算攻下泻实之意，乃因阳痿实证要防实中夹虚，故勿轻议攻，勿轻议下，亦勿过投苦寒，仅重用生石膏以疗阳明气血两燔之热，重用生甘草以益气安中、泻火生津，妙在加一味大黄，少量大黄意在健脾调中，且经长期实践证实，大黄少用、微用能解甘味之壅滞，尤其使用大剂量甘草时少佐3～5g生大黄，即能解除大剂甘草滞湿、助痰、壅中之弊。颇能发挥甘草的升降沉浮之能，并可上可下，有和有缓，有补有泻，且可通行十二经。方中生甘草为君，用量独重，旨在益气安中，气中求精；重用生甘草、生石膏，乃妙取钱仲阳"泻黄散"之意，生石膏可清解阳明之热；竹茹降逆止呕；

白薇既清实热，又退虚热；用小量桂枝反佐，从阴引阳，亦助竹茹降逆；桂枝合甘草又有"桂枝甘草汤"之意，能振心阳。〔邱志济，朱建平，马璇卿. 朱良春治疗阳痿的丸散汤方特色选析——著名老中医学家朱良春教授临床经验（45）〔J〕. 辽宁中医杂志，2003，30（9）：691-692〕

朱良春：蛤茸散

【组成】蛤蚧、鹿茸。

【功效】温肾壮阳。

【主治】肾阳虚衰之阳痿。症见面色㿠白，形瘦，怯冷倍于常人，舌质淡，脉沉细。

【用法】两药各等分，研极细末，每晚服2g。

【经验】朱老认为，蛤蚧善于温肾助阳，兴阳起痿，固摄下元，对肾阳虚衰而致之阳痿、遗精，均有良效；鹿茸归肾、肝经，壮肾阳，补精髓，强筋骨。以上两药同用，具温肾助阳起痿之功效。用药时，如有口干、舌红，即应停服，勿使过之。〔朱建平，马旋卿，强刚，等.朱良春精方治验实录［M］.北京：人民军医出版社，2010，113〕

朱良春：温肾起痿汤

【组成】淫羊藿 15g，熟地黄 15g，炙蟋蟀 1 对，锁阳 10g，肉苁蓉 10g，紫河车 6g，甘草 4g。

【功效】温养肝肾，开瘀通络。

【主治】阳痿。

【用法】水煎服，每日 1 剂，分 2 次服，连服 1 ~ 2 个月。

【经验】方中淫羊藿、炙蟋蟀温肾助阳，兴阳起痿；熟地黄、紫河车补肾益精，益气养血；锁阳、肉苁蓉补肾助阳。全方共奏温养肝肾、开瘀通络之功效。〔朱建平，马旋卿，强刚，等. 朱良春精方治验实录［M］. 北京：人民军医出版社，2010，112〕

朱良春：阳痿汤

【组成】蜈蚣 3g，全当归 15g，生白芍 15g，甘草 6g。（散剂：蜈蚣 30g，当归 60g，白芍 60g，甘草 40g）

【功效】温养肝肾，开瘀通络。

【主治】阳痿。

【用法】水煎，每日 1 剂；作散剂时，共研细末，每服 3g，每日 2 次。

【经验】方中蜈蚣为虫类药，通络止痛；当归、白芍养肝血，柔肝体，温补肝肾；甘草调和诸药。全方共奏温肾祛瘀通络之效。〔朱建平，马旋卿，强刚，等.朱良春精方治验实录［M］.北京：人民军医出版社，2010，112〕

朱良春：海马散

【组成】海马。

【功效】温壮肾阳。

【主治】肾阳虚衰之阳痿不举。

【用法】海马研极细末，每次 2g，每日 2 次。

【经验】海马为海龙科动物斑海马、刺海马、克氏海马除去内脏的全体，性温、味甘微咸，入肾经，是一味温肾壮阳、调气和血、祛瘀生新的佳品，所以《本经逢原》认为它"可代蛤蚧"。《本草纲目》对其功效叙述最为全面："暖水脏，壮阳道，消癥块，治疗疮肿毒。"朱老认为海马具有温肾助阳、兴奋强壮的作用，不仅能促进性欲，治阳痿不举，女子宫冷不孕，而且对老人及衰弱者之精神衰惫，服之有转弱为强、振奋精神之功效。值得注意的是，该药性温，凡非阳衰不振，而血压偏高，或有阴虚阳亢之征者，均不宜使用。〔朱步先，何绍奇，朱胜华，等.朱良春用药经验集［M］.长沙：湖南科学技术出版社，2007，207-208〕

朱良春：蜘蟋丸

【组成】蜘蛛30只，蟋蟀10对，蜂房60g，地龙10条，蛤蚧1对，仙灵脾10g，肉苁蓉10g，补骨脂10g，胡桃肉10g，巴戟天10g，菟丝子10g，熟地黄10g，蛇床子10g，合欢皮10g，杜仲10g，远志10g，防风10g，蜂花粉60g，紫河车40g。

【功效】温肾壮阳。

【主治】肾阳虚衰之阳痿不举。

【用法】打粉，醇、水提取后真空浓缩收膏，制成浓缩丸（如赤豆大小）。口服，每次3g（15粒），每日2次。

【经验】阳痿的发生与心、肝、脾、肾四脏功能失调和气血经络失和密切相关。蜘蟋丸是以蜘蛛、蟋蟀为主药的一种配方，具有活血化瘀、壮阳益肾之效。配以蜂房、蜂花粉、蛤蚧、紫河车能协同起到益肾、固摄下元的作用，对肾阳虚衰而致的阳痿效果明显。熟地黄、胡桃肉滋补肾精；仙灵脾、肉苁蓉、补骨脂、巴戟天、蛇床子都有温肾壮阳的作用；菟丝子、杜仲补肝肾、强筋骨，地龙、远志、合欢皮性皆偏凉，有镇静安神之功效，且能缓解阳药易耗伤阴津的温燥之性；防风为风药，药性轻灵，开发阳气。该方以温肾壮阳为主，诸药相配，阴阳平衡、水火既济。〔凌娅，吴宜澄，王敏，等.蜘蟋丸的研制及治疗阳痿早泄疗效观察［J］.福建中医药，2000，31（2）：17-18〕

任继学：癫狂梦醒汤加减

【组成】桃仁 25g，香附 15g，青皮 15g，柴胡 15g，清半夏 5g，木通 5g，陈皮 15g，赤芍 15g，桑白皮 15g，紫苏子 10g，郁金 10g，大腹皮 10g。

【功效】疏肝解郁，理气化瘀。

【主治】阳痿，肝郁日久，瘀阻宗筋。

【用法】水煎服，每日 1 剂，分 2 次服。

【经验】任老认为，五脏之中，以肝肾二脏与本病关系最为密切。病之于肾，责之于肝。病机的关键是肝气郁滞，血脉运行不利，阳气难以布达，宗筋难以舒展，则病发阳痿。故任老以疏肝解郁、理气化瘀调治，方用清代名医王清任的癫狂梦醒汤去甘草加郁金、大腹皮治疗。该方原治肝气郁结、心血瘀阻、神明失守而致的癫狂，因疏肝理气化瘀效果卓著，所以常用此方治疗肝郁血瘀之宗筋失用证。方中柴胡、青皮、香附疏肝解郁，舒筋活络；土壅则木郁，所以又配清半夏、陈皮、苏子理气化痰，和胃畅中，以助肝之疏泄条达。气郁开则百脉舒，湿痰去则筋络通，气血通利，百脉调和，宗筋自舒。方中重用桃仁以破血祛瘀，用量独重，取其瘀血去则宗筋舒；配赤芍、郁金清热凉血，祛瘀止痛，活血通络，畅利宗筋；配木通、桑白皮、大腹皮以通利小便，给邪以出路。〔高尚社.国医大师任继学教授治疗阳痿验案赏析［J］.中国中医药现代远程教育，2011，9（22）：3-5〕

李玉奇：海狗肾加味丸

【组成】海狗肾4具，桑螵蛸50g，砂仁50g，菟丝子50g，淫羊藿50g，桃仁30g。

【功效】补肾益精。

【主治】阳痿，肾精不足证。

【用法】做成丸剂口服，每次2丸，每日3次。

【经验】本方采用海狗肾，此乃血肉有情之品，以形补形，暖肾壮阳，益精填髓；淫羊藿益肾助阳，补肝肾之虚损；菟丝子益精髓，兼补肝、脾、肾三脏，三药补而不峻，温而不燥，足见李老用药之匠心独运；桑螵蛸固肾涩精止遗，三药有补有收，固精于内，减少外泄。砂仁行气温中，化解脾胃气滞以助运化，补益后天；桃仁活血通络，逐散郁结，使气血运化畅行无阻，元气亦可通达周身。李老特别指出：经云补不足，损有余，然对于年轻人而言，切忌峻补，以免助火而致精液妄动更损肾精，过犹不及。〔王垂杰.李玉奇学术思想及临床医案〔M〕.北京：科学出版社，2014，242〕

何 任：左归饮加减

【组成】生地黄 20g，熟地黄 20g，龟甲 30g，山药 10g，枸杞子 10g，茯苓 15g，山茱萸 10g，丹皮 10g，炙甘草 6g，菟丝子 10g。

【功效】补肾养阴。

【主治】阳痿，肾阴虚证。

【用法】水煎服，每日 1 剂，分 2 次服。

【经验】方中熟地黄甘温，滋肾以填真阴；枸杞子养肝血；山药益阴健脾，加强滋肾阴而养肝血之效；茯苓、炙甘草益气健脾；丹皮泻君相伏火，凉血退蒸。何老以张景岳左归饮为主，同时用生地黄使之生津清火之功更强；加龟甲助其养阴之效；菟丝子滋补肝肾。本方用后，阳痿渐瘥，诸症悉解。何老指出阳痿病并非全由肾阳虚造成，亦有肾阴亏虚等多种原因，不能概以补肾壮阳治之，此所谓："善补阳者，必于阴中求阳，则阳得阴助而生化无穷。"〔何若苹．何任医论集要［M］．北京：中国中医药出版社，2012，181-183〕

张　琪：补肾壮阳丸

【组成】熟地黄 50g，山茱萸 25g，山药 25g，茯苓 20g，泽泻 20g，丹皮 20g，菟丝子 25g，肉桂 20g，附子 20g，狗肾 1 具，鹿鞭 25g，仙灵脾 20g，红人参 25g，仙茅 20g，枸杞子 20g，知母 20g，盐黄柏 20g，肉苁蓉 20g，巴戟天 20g。

【功效】温补肾阳。

【主治】阳痿，肾阳衰微证。

【用法】研面，炼蜜为丸，每丸重 15g，每次服 1 丸，白水送下，每日 2 次。

【经验】张老认为，阳痿精寒早泄，实乃肾元亏损，命火不振所致，宜以温补肾阳法施治。此方治疗阳痿属于命门火衰者颇多，大都有效。方中以桂附地黄丸为基础方，除加用菟丝子、仙灵脾、鹿鞭、狗肾、仙茅、巴戟天、肉苁蓉补肾阳、助命火之药外，又配用知母、黄柏、枸杞子等滋肾阴、降火之品，因"阴根于阳，阳根于阴，善补阳者必于阴中求阳，则阳得阴助而生化无穷；善补阴者，必于阳中求阴，则阴得阳升而泉源不竭"，在助肾阳时必辅以滋肾阴之剂，即火中取水之义也。〔张佩清.张琪临证经验荟要［M］.北京：中国中医药出版社，1993，312-313〕

张 琪：知柏地黄丸合二妙丸加减

【组成】熟地黄 30g，山茱萸 15g，茯苓 15g，丹皮 15g，泽泻 15g，山药 20g，知母 15g，川黄柏 15g，龙胆草 10g，女贞子 20g，菟丝子 20g，枸杞子 20g，仙茅 15g，淫羊藿 15g。

【功效】补肾益阴，清热利湿。

【主治】阳痿，肾阴不足，湿热下注证。

【用法】水煎服，每日 1 剂，分 2 次服。

【经验】张老认为，除了命门火衰阳痿不起者之外，亦有肝肾阴亏、湿热素盛以致宗筋弛纵而痿者，此类阳痿用温补药不仅无效，反而会使病情加剧，治之常用知柏地黄汤以滋肝肾之阴，复加龙胆草、二妙丸等以清肝经之湿热，疗效显著。张老亦强调若属湿热所致，不得妄投温补，然湿热亦多合并肝肾阴虚，纯湿热者亦少见。〔张佩清.张琪临证经验荟要〔M〕.北京：中国中医药出版社，1993，313-314〕

张　琪：甘露饮合四妙散加减

【组成】天冬15g，麦冬15g，石斛15g，炙枇杷叶15g（包煎），茵陈30g，枳壳15g，泽泻15g，苍术9g，黄柏9g，滑石15g（包煎），薏苡仁30g，茯苓15g，甘草6g。

【功效】养阴清热利湿。

【主治】阳痿，脾胃阴虚，湿热内蕴证。症见阴茎不能勃起，伴有腰部酸软，双下肢沉重，阴囊有潮湿感，小便黄赤，气味重浊，大便黏滞不爽，口干而黏腻，舌质红而少津，苔黄厚腻、中后部为甚，脉沉滑而略数。

【用法】水煎服，每日1剂，分2次服。

【经验】对于阳痿的治疗，医者多宗温肾壮阳之法，常用巴戟天、菟丝子、附子、肉桂、淫羊藿等药物，而对于湿热致痿往往重视不够。《内经》有"湿热不攘……弛长为痿"的论述；《类证治裁·阳痿》中亦有"湿热下注，宗筋弛纵，而致阳痿"的记载。随着人们生活水平的改善，进食膏粱厚味者多，因而临床上湿热致痿者也屡见不鲜。然而长期嗜食肥甘厚味及饮酒者，脾胃阴虚，湿热内蕴，下注宗筋，易致阳痿。治疗上，张老认为，脾胃阴亏，应治以甘寒滋润，然甘寒滋润则有碍于湿热；湿热内蕴，当治以轻利，然轻利之品又有伤阴之弊，故宜采用甘露饮合四妙散加减治疗。方中麦冬、天冬、石斛清热养阴；枳壳、炙枇杷叶清肺降火而能行气，肺主通调水道，肺得宣肃，气行则湿化；茵陈、泽泻利水渗湿；苍术、黄柏、薏苡仁取三妙之意；滑石、甘草乃六一散，旨在清热利湿，给邪以出路。全方清上疏下、泄热利水而顾护气阴，用于治疗湿热型阳痿，疗效满意。〔刘龙，周生花，周计春，等.临证运用甘露饮心悟［J］.中国中医药信息杂志，2013，20（5）：92-93〕

张学文：丹参桃红四物汤加味

【组成】丹参30g，桃仁10g，红花10g，生地黄10g，赤芍10g，川芎10g，川牛膝10g，麦冬10g，桑寄生15g，续断15g，五味子10g，阳起石30g。

【功效】活血化瘀，扶阳育阴。

【主治】阳痿，瘀血阻络证。症见阳痿不起，日趋加重，腰膝酸软，畏寒肢冷，负重则睾丸、少腹坠胀不舒，面色晦暗，舌质暗紫、舌底脉络粗张，脉沉涩。

【用法】水煎服，每日1剂，分2次服。

【经验】因手术损伤血络，瘀血内阻，阳气被遏，肝肾同源，血不生精，故阳痿乃作。治以丹参桃红四物汤活血化瘀，并佐以桑寄生、女贞子、阳起石等滋阴温阳，以使瘀血去而阴复阳振。〔张学文.医案三则［J］.吉林中医药杂志，1984（1）：28〕

张镜人：右归丸加减

【组成】生地黄 60g，熟地黄 60g，鹿角霜 30g，炒山药 60g，炒党参 60g，炙黄芪 60g，炒当归 60g，炒白芍 60g，炙甘草 30g，菟丝子 60g，肉苁蓉 60g，山茱萸 60g，女贞子 60g，淫羊藿 60g，仙茅 60g，制附子 30g，巴戟天 60g，石楠叶 60g，枸杞子 60g，制黄精 60g，韭菜子 20g，锁阳 20g，补骨脂 60g，桑螵蛸 60g，金樱子 60g，芡实 60g，五味子 20g，炒续断 60g，炒杜仲 60g，砂仁 15g，炒陈皮 60g，谷芽 60g，炒山楂 30g，炒六曲 30g，肉桂（去粗皮）20g，莲子（去衣、心）60g。

【功效】补肾填精，温煦下元。

【主治】阳痿，下焦虚损，命火不足证。症见阳事不举，时有遗泄，畏寒肢冷，腰膝酸软，神疲乏力，舌质淡、苔薄白，脉细。

【用法】上药浸一宿，武火煎取三汁，沉淀沥清；文火收膏时，加入阿胶 250g，鹿角胶 60g，大枣 30 枚，熬至滴水成珠为度。早晚各服一汤匙。如遇伤风停滞等症，则暂缓服用。

【经验】古云"肾为水火之窟"，水亏于下，则阳事不举，时有遗泄，腰膝酸软；阳虚于中，则畏寒肢冷，神疲乏力。本膏方以右归丸加减温壮肾阳，选用熟地黄、山药、山茱萸、女贞子、仙茅、淫羊藿、巴戟天、肉苁蓉、补骨脂、锁阳等大队补肾药。"血肉有形，皆充养身中形质，即治病法程矣"，加阿胶、鹿角霜、鹿角胶等质重味厚的血肉有情之品，则填精之效力愈佳；以黄芪、党参、山药、当归、白芍等大补气血；加用白术、山药、莲子、砂仁、陈皮、谷芽、山楂、神曲等健脾助运之药，以防滋腻碍胃。全方用药轻灵，缓图其功，阴阳双补、气血双荣，体现中医调补的特点。方中有血肉有情的滋腻补肾药物，但是剂量不大，且为增加疗效辅以续断、杜仲、石楠叶等补肝肾、强筋骨的药物以提高疗效，降低副反应；方药虽侧重于补肾，然脾胃健运有利于精气化生，故方中选用健运脾气之品，如此则谷安精生。〔秦嫣.张镜人运用膏方调治肾病经验〔J〕.中医杂志，2012，53（17）：1452-1453〕

周仲瑛：三妙丸加味

【组成】炒苍术 10g，黄柏 10g，知母 10g，萆薢 15g，怀牛膝 10g，石菖蒲 10g，龙骨 15g（先煎），生甘草梢 3g。

【功效】清热利湿。

【主治】阳痿，下焦湿热证。

【用法】水煎服，每日 1 剂，分 2 次服。

【经验】周老认为，阳痿虽以命门火衰为多见，若壮年未婚，又无阳虚致痿的症状，大量服用壮阳之品，非但不效，反而蕴湿酿热，阻于下焦，使宗筋弛纵致痿。若出现阴囊潮湿一症，多为下焦湿热，治以三妙丸加味，可获捷效。方中以黄柏为君，取其苦以燥湿，寒以清热，其性沉降，长于清下焦湿热；臣以苍术，辛散苦燥，长于健脾燥湿；知母清热泻火；萆薢、石菖蒲利湿化浊；龙骨固涩；怀牛膝补肝肾的同时，引药下行。诸药配伍，共奏清热利湿之效。

〔周仲瑛.周仲瑛临床经验辑要［M］.北京：中国医药科技出版社，1998，318-319〕

周仲瑛：桂枝加龙牡汤加减

【组成】炙桂枝6g，炙甘草6g，煅龙骨20g，煅牡蛎25g，炒白芍20g，川百合12g，楮实子10g，枸杞子10g，山茱萸10g，仙灵脾10g。

【功效】补益下元，调和阴阳。

【主治】阳痿，肾气亏虚，阴阳失调，营卫不和证。症见阳痿，素体虚弱，不耐严寒酷暑，冬日形寒肢冷，夏季烘热不适，平时常有头昏鼻塞，嗅觉失灵，舌淡红、苔薄白，脉细弱。

【用法】水煎服，每日1剂，分2次服。

【经验】周老认为，本病肾之阴阳均不足，且有营卫失和的表现，应予阴阳双补。故用桂甘龙牡汤调阴阳而和营卫；加仙灵脾补肾阳，枸杞子、山茱萸、百合、楮实子补肾阴；加用白芍取桂枝汤之义，以调和营卫。楮实子为起痿良药，《药性通考》曰："楮实子，阳痿能起……补阴妙药，益髓神膏。"〔周仲瑛.周仲瑛临床经验辑要［M］.北京：中国医药科技出版社，1998，318-319〕

周仲瑛：下瘀血汤加减

【组成】制大黄 5g，桃仁 10g，知母 10g，黄柏 10g，虎杖 15g，萆薢 12g，石韦 15g，肉桂 1g（后下），乌药 10g，生地黄 15g，仙灵脾 10g，公丁香 3g，炮穿山甲 15g。

【功效】温肾化瘀，清热利湿。

【主治】阳痿，久病肾虚，下焦湿热瘀阻证。症见阳痿不起，小便无力，常常余沥不尽，腰脊酸痛，小腹胀痛，口干，尿黄，大便偏干，舌质偏暗、边尖有瘀斑、苔黄薄腻，脉细。

【用法】水煎服，每日 1 剂，分 2 次服。

【经验】周老认为，阳痿一证，病机有虚有实，或虚实夹杂。肾虚日久导致阳痿，若兼夹湿热之象，可见尿黄、苔薄黄腻；湿热伤阴可致口干、大便干结；病程较长，久病入络，瘀血内阻。病属本虚标实，故先从标治。方中制大黄、虎杖、桃仁活血化瘀，而前二味又有清热利湿之效；萆薢、石韦、知母、黄柏助大黄、虎杖之力；生地黄滋肾养阴；乌药、肉桂温肾而助气化；继复配入丁香、穿山甲行气化瘀；仙灵脾补阳配阴，易获显效。〔周仲瑛.周仲瑛临床经验辑要［M］.北京：中国医药科技出版社，1998，320〕

周仲瑛：麻黄细辛附子汤加玉屏风散加减

【组成】生麻黄 5g，制附片 6g，北细辛 3g，仙灵脾 10g，鹿角片 10g，补骨脂 10g，炙黄芪 15g，炒白术 10g，防风 6g，红花 10g。

【功效】温肾祛寒，实表固卫。

【主治】阳痿，邪犯少阴证。症见多为行房事后受凉，风冷入客少阴所致阳痿不起，伴有肩背腰酸楚不适，怕冷畏风，小便余沥不尽，或有精浊溢出，易汗，舌质紫有瘀斑、苔薄白，脉沉细。

【用法】水煎服，每日 1 剂，分 2 次服。

【经验】周老认为，若为行房事后腠理疏松，不慎受凉，风冷之邪客犯少阴所致阳痿，治疗应以麻黄附子细辛汤合玉屏风散加减。麻黄附子细辛汤温阳祛寒，玉屏风散实表固卫，加鹿角片、补骨脂、仙灵脾温补肾阳，佐以红花活血化瘀。药后阳事能兴，同时应注意调养摄生，若忽视节欲，不慎反复，可仍用原方加减调治。〔周仲瑛.周仲瑛临床经验辑要［M］.北京：中国医药科技出版社，1998，320-321〕

周仲瑛：经验方 1

【组成】炒苍术 10g，炒黄柏 5g，肉桂 1g（后下），法半夏 10g，制胆南星 10g，炙远志 5g，石菖蒲 10g，金樱子 12g，粉芡实 12g，煅牡蛎 25g（先煎），莲须 10g，蛇床子 10g，细辛 2g。

【功效】祛痰化湿，固肾保精，佐以清热。

【主治】阳痿，肾虚不固，痰湿内阻，蕴而化热证。症见阳痿不兴，伴身楚体困，疲乏无力，腰膝酸软，头痛且胀，两目干涩，形体日渐丰腴，舌质偏红、苔薄腻罩黄，脉细而滑。

【用法】水煎服，每日 1 剂，分 2 次服。

【经验】周老认为，素有遗精病史者，若婚后房事不节，损伤肾精可致阳痿。遗精频作多为精关不固，兼夹痰湿者多身体渐胖，身楚体困，渐趋化热。证属标实本虚，故先以治标为主，兼以治本，痰湿化则热可清，肾元固则精能藏，故阳事得兴。方中炒苍术、黄柏、蛇床子清热燥湿健脾，以祛痰湿；石菖蒲化湿；半夏、制胆南星加强燥湿祛痰之效；远志、煅牡蛎、金樱子、粉芡实以祛湿痰、固涩；莲须固肾涩精。佐以辛甘大热之肉桂、细辛，防清热燥湿之性太过，损伤阳气。〔周仲瑛.周仲瑛临床经验辑要［M］.北京：中国医药科技出版社，1998，318〕

周仲瑛：经验方 2

【组成】醋柴胡 5g，吴茱萸 2g，青皮 6g，乌药 10g，醋川楝子 10g，白芍 10g，怀牛膝 10g，公丁香 3g，九香虫 3g，灵磁石 30g（先煎），石菖蒲 5g，合欢花 10g。

【功效】疏肝解郁，镇心安神。

【主治】阳痿，心肝气郁，疏泄失司证。症见阳事不兴多因情志刺激所致，阴囊收缩，以晨起至午后为显，舌淡隐紫、苔薄白，脉细，沉取细弦。

【用法】水煎服，每日 1 剂，分 2 次服。

【经验】周老认为，阳痿一证，从心肝论治者不多，但临床确有因肝郁致痿者，为医者不可不知。肝主疏泄，性喜调达，肝脉络阴器，若因情志刺激，郁怒伤肝，肝失疏泄，可致阳痿。寒主收引，见有阴囊收缩，可知为阳虚寒凝之象。方中柴胡入肝胆经，升发阳气，疏肝解郁，透邪外出，为君药；白芍敛阴养血柔肝，与柴胡合用，以补养肝血，条达肝气；吴茱萸、乌药温肾散寒，加用青皮、川楝子行气止痛；石菖蒲、合欢花解郁安神；灵磁石镇心安神；怀牛膝补益肝肾，引药下行；且本方在疏肝解郁、镇心安神的基础上，配用吴茱萸、丁香、九香虫暖肝起阳，可获奇效。〔顾锡镇. 周仲瑛治疗阳痿验案 6 例［J］. 北京中医药，1995（5）：3-4〕

周仲瑛：经验方 3

【组成】丁香 5g，蜂房 10g，当归 10g，茺蔚子 10g，九香虫 5g，肉苁蓉 10g，菟丝子 15g，淫羊藿 10g，蛇床子 6g，黄柏 6g，木馒头 15g，金樱子 15g，炮穿山甲 10g（打粉，冲服），炙刺猬皮 15g，蜈蚣 3 条，巴戟天 10g。

【功效】温肾填精，清解湿热，化瘀通络。

【主治】阳痿，肾阳虚衰，精气不足，湿热瘀阻证。症见阳痿，伴早泄，腰酸，肢冷，头昏健忘，心惊胆怯，尿频、尿急难控，苔黄厚腻，脉细滑。

【用法】水煎服，每日 1 剂，分 2 次服。

【经验】周老认为，肾气已衰，命火不足，腰府失于温养，肾关失于固摄则阳事不举。方中淫羊藿、肉苁蓉、巴戟天、菟丝子、丁香、蛇床子、木馒头温肾壮阳，直中病机，振奋雄机，温阳起痿，势在必夺。其中淫羊藿、肉苁蓉、巴戟天温润之中兼有填精补髓之功；合当归滋养阴血，寓有"阴中求阳"之意；菟丝子既能补肾阴肾阳，又可固精缩尿；合金樱子、炙刺猬皮加强全方固摄精关之功；丁香、蛇床子温振肾阳的同时，兼有散寒燥湿之长，以杜绝湿热化生之源；木馒头味甘性平，归肾、胃、大肠经，补肾固精的同时，合黄柏清热燥湿以涤下焦之湿热，合炮穿山甲、茺蔚子祛瘀通络以除内生之瘀血，一物三用。再辅以九香虫、蜂房、蜈蚣等虫类兴阳祛瘀通络之品，搜剔伏邪，协同增效。诸药合用，药证相符，攻补兼施，选药精当，丝丝入扣，故常获奇效。

〔叶恬吟，郭立中. 周仲瑛教授治疗阳痿验案1则［J］. 河北中医，2009，31（3）：337〕

裘沛然：暖肝煎加减

【组成】香青蒿 12g，嫩白薇 9g，台乌药 9g，小茴香 9g，生黄芪 15g，川桂枝 9g，生白芍 12g，黄柏 12g，枸杞子 12g，胡芦巴 12g，菟丝子 15g，金铃子 9g，延胡索 12g，当归龙荟丸 9g（分吞）。

【功效】清热凉血，疏肝理气，佐以温补肾气。

【主治】阳痿，热毒未清，肝经失畅，肾气不足证。

【用法】水煎服，每日 1 剂，分 2 次服。

【经验】裘老用青蒿、白薇清热，因青蒿长于清肝胆和血分之热，可使阴分伏热外透而出，使热邪由阴分透出阳分；白薇清热凉血，不仅能清血分之热，并兼有使热邪清而阴血生之效；乌药辛散，其气走窜，无所不达，凡三焦寒邪、气滞、血凝等一切邪逆之证均可适用；配金铃子、小茴香、延胡索增强疏肝散寒止痛之功；胡芦巴又称滋养强精药，可温肾壮阳，逐寒祛湿，善治睾丸坠痛，配小茴香既能散厥阴之寒邪，又能补命门之火；配黄柏清下焦之湿以坚阴；枸杞子、菟丝子补益肝肾；桂枝既能温通血脉，又能助下焦气化；白芍缓急止痛；黄芪益气；当归龙荟丸祛湿通便。全方取张景岳暖肝煎之义，暖肝温肾，行气止痛，故取效极佳。〔王庆其. 裘沛然医论医案集［M］. 北京：人民卫生出版社，2011，286-287〕

路志正：经验方

【组成】盐茴香9g，补骨脂10g，菟丝子10g，炒山药15g，炙豺狗骨9g（先煎），黑大豆12g，巴戟天9g，肉苁蓉15g，枸杞子10g，盐黄柏6g，紫河车粉10g（分2次冲服），制首乌15g，沉香曲6g。

【功效】补命门，助肾气。

【主治】阳痿，命门火衰，肾阳蒸化无力。

【用法】水煎服，每日1剂，分2次服。

【经验】方中盐茴香温中散寒；配豺狗骨壮肾填精；佐以紫河车血肉有情之品，补气益精生髓；加用黑大豆、巴戟天、枸杞、肉苁蓉、菟丝子，补肾助阳填髓；配山药健脾养胃；佐以黄柏泄相火。

〔路志正.路志正医林集腋〔M〕.北京：人民卫生出版社，1990，105-106〕

颜德馨：经验方

【**组成**】苍术 9g，白术 9g，川厚朴 9g，半夏 9g，北秫米 9g，茯苓 9g，红花 9g，桃仁 9g，川芎 9g，蛇床子 9g，韭菜子 9g，磁朱丸 9g（包煎），黄连粉 1.5g，肉桂粉 1.5g（二味混匀，分 2 次吞服）。

【**功效**】交通心肾，健运脾胃。

【**主治**】阳痿，心肾不交，脾胃失运证。

【**用法**】水煎服，每日 1 剂，分 2 次服。黄连粉、肉桂粉二味混匀吞服。

【**经验**】颜老认为，肝藏魂，心藏神，肾藏志，肝虚则魂不安宁，心虚则神无所依，肾虚则志乱作强乃废。君主不用，庸相冒明，气血为之乖乱。前医重用兴阳补肾，滋腻添精。诚如王清任所云"始而滋阴，继之补阳，补而不效，则云虚不受补，无可如何，可笑看书者，不分别因弱致病，因病致弱"，颇有见地。气血得能过，心君泰然，相亦俯首听命矣。君相得安其位，上下通调，阴阳相得，水火既济，诸乱遂平。方中苍术、白术、半夏、茯苓、北秫米、厚朴健脾理气燥湿以助运化；桃仁、红花、川芎活血化瘀；蛇床子、韭菜子温肾助阳；磁朱丸使心肾交通；黄连与肉桂药性相反，使温热之性不过于燥烈，阴阳并用。诸药配伍，交通心肾，健运脾胃，阴阳并补，气血同疏。〔邢斌．颜德馨内科学术经验薪传［M］．北京：中国中医药出版社，2010，144〕

颜德馨：血府逐瘀汤加减

【组成】当归12g，川芎6g，白芍10g，桔梗10g，枳壳10g，牛膝10g，桃仁10g，红花3g，熟地黄15g，黄芪15g，远志10g，木香6g，石菖蒲10g，甘草6g。

【功效】理气化瘀，补益心脾。

【主治】阳痿，气血瘀滞，心脾失养证。

【用法】水煎服，每日1剂，分2次服。

【经验】颜老指出，阳痿一证不能妄用补肾之剂，应分别因果，审因论治。肝郁胆虚，心脾失养者，损及肾气，阳事不能作强，妄投壮阳之剂乃治其末，理气化瘀，补益心脾为治其本。方以血府逐瘀汤为基础方，活血化瘀，行气止痛；外加黄芪补益脾气；木香理气醒脾；菖蒲、远志安神定志。全方共奏理气化瘀、补心益脾之效。〔颜乾麟.国医大师颜德馨［M］.北京：中国医药科技出版社，2011，218-219〕

颜德馨：经验膏方 1

【组成】柴胡 90g，川芎 90g，白术 90g，韭菜子 90g，桃仁 90g，枸杞子 90g，紫石英 300g（先煎），生甘草 45g，山茱萸 90g，蛇床子 90g，生蒲黄 90g（包煎），仙灵脾 150g，大熟地 300g，巴戟天 90g，生晒参 90g（另煎冲），赤芍 90g，肉苁蓉 90g，党参 150g，川续断 90g，杜仲 90g，细辛 45g，紫丹参 150g，当归 90g，仙茅 90g，灵芝 90g，炒枳壳 60g，小茴香 24g，湘莲肉 90g，玉桔梗 60g，吴茱萸 15g，茯苓 90g，怀牛膝 60g，上肉桂 15g，鹿角片 90g（另煎冲），红花 90g，紫霄花 90g，黄芪 300g。

【功效】疏肝理气，活血化瘀，益肾通阳。

【主治】阳痿，肝郁气滞，血脉瘀阻证。

【用法】上药共煎去渣，文火熬糊，入龟鹿二仙胶 90g，鳖甲胶 90g，烊化，再入冰糖 500g 收膏。每服 1 匙。

【经验】颜老在解读《素问·痿论》"思想无穷，所愿不得，意淫于外，入房太甚，宗筋弛纵，发为筋痿，及为白淫，故下经曰：筋痿者，生于肝，使内也"后，感言道："现今治阳痿，仅知补肾壮阳，差之远矣，故得效者鲜。"肝为罢极之本，肝气极则罢而不用，肾为作强之官，肾气衰则何强之有？所以阳痿不从治肝入手，纵多补肾壮阳也难以成功。本膏方以血府逐瘀汤加减治之，重在疏泄肝气、活血化瘀，辅以补肾，贵在元真条达，肝气至，痿者得振，肾气至，施精有力。〔屠执中.颜德馨膏方精华［M］.北京：中国中医药出版社，2009，70-71〕

颜德馨：经验膏方2

【组成】吉林人参90g（另煎冲），生蒲黄90g（包煎），决明子300g，西洋参90g（另煎冲），怀牛膝90g，酸枣仁150g，柴胡90g，桃仁90g，炙远志90g，丹参150g，茯苓90g，黄芪300g，川芎90g，金毛狗脊90g，紫河车30g，当归90g，柏子仁90g，珍珠母300g，赤芍90g，火麻仁90g，紫贝齿200g，炒枳壳60g，青皮45g，陈皮45g，川黄连30g，桔梗60g，苍术90g，白术90g，生山楂150g，炙甘草45g，泽兰90g，虎杖150g，熟地黄180g，生地黄180g，黄芩90g，泽泻90g，炒白芍90g，灵芝90g，山茱萸90g，川杜仲90g，川续断90g，太子参150g，丹皮90g，玉竹120g，炒川柏90g。

【功效】补益心脾，调畅气机。

【主治】阳痿，心脾两虚，肝失疏泄证。

【用法】上药煎取浓汁，文火熬糊，入龟甲胶60g，清阿胶60g，白蜜250g，冰糖250g，烊化收膏。每晨以沸水冲饮一匙。

【经验】劳伤心脾，肝肾两亏，肝失疏泄，痰瘀交困，可致心悸胸痹、烦躁少寐、腰酸阳痿迭起。"五脏元真通畅，则气血调和"，故膏方立足于气通血活。方中常用虎杖、生山楂、川黄连、生蒲黄、决明子、泽兰等化痰祛瘀之品，意在寓通于补；复以苍白二术疏肝理脾；枳壳、桔梗升降调度，务使生化之道不废也。颜老特别指出制膏方者必须有全局观点，切忌有一证加一药，失去中心，若此则尽失制方宗旨，亦尽失治疗效果。〔屠执中.颜德馨膏方精华［M］.北京：中国中医药出版社，2009，71〕

颜德馨：经验膏方3

【组成】吉林人参60g，西洋参60g（二味另煎冲），菟丝子90g，肉苁蓉90g，柴胡90g，茯苓90g，生薏苡仁300g，紫丹参150g，当归90g，苍术90g，白术90g，升麻45g，巴戟天90g，桔梗45g，黄芪300g，蒲公英90g，生甘草30g，炒知母90g，炒黄柏90g，川续断90g，杜仲90g，莲子心4g，青皮45g，陈皮45g，丹皮90g，桑寄生150g，炒枳壳90g，山栀90g，川独活90g，制狗脊90g，生麦芽300g，川黄连24g，炮穿山甲60g，檀香15g，川芎60g，灵芝90g。

【功效】疏肝健脾，养心益肾，固本清源。

【主治】阳痿，肝肾亏虚，湿热交蒸证。

【用法】上药共煎浓汁，文火熬糊，入龟甲胶、鹿角胶、鳖甲胶各60g，白蜜500g，冰糖250g，烊化收膏，每服1匙。

【经验】心脾肝肾均亏，五脏之中又四脏受累，实属棘手。《灵枢·本神》云："五脏主藏精者也，不可伤，伤则失守而阴虚。"既有阴虚为本，加之水谷不化精微，荣卫不清，变生痰浊，湿热夹阴虚，所以上有咽喉不利，下有阳痿乏用。正虚邪实，补之则易碍邪，攻邪又恐伤正，投鼠忌器，属两难者也。正虚邪实，营卫不畅，治当疏肝健脾，养心益肾，固本清源，务使五脏之真通畅，人即安和，遵仲景之遗训，制养生之大计。冬令进补之外，尤当远房帷，薄滋味，静心调摄，固本清源，务使肝气调达，心气昌明，脾气常运，肾气充溢，五化齐修，脏器获和之政，可望远病魔之灾，复康健之躯。〔屠执中.颜德馨膏方精华［M］.北京：中国中医药出版社，2009，72〕

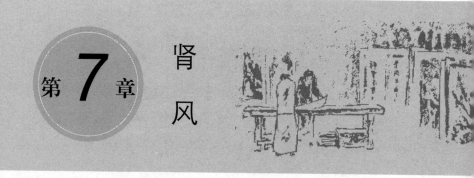

第**7**章　肾风

　　肾风最早见于《素问·风论》，包括急性肾风和慢性肾风。急性肾风又叫实证肾风，亦称外感肾风，起病急，也有隐匿而病者。其临床表现多为：眼睑如卧蚕状，尿少，腰痛，眩晕，渐继由眼睑、颜面而至，胸腹、四肢出现浮肿，舌质淡红、苔白腻，脉多呈现沉缓或滑数。本病多因机体内在正气不足，外在卫气不固，腠理不密，致六淫之邪，或温热之贼，以及皮肤疮痍之毒，得以内乘，正邪交争，导致阴阳失调，脏腑经络失和而发病。辨证分为风寒、风热、湿热、寒湿等证。慢性肾风是临床常见病，多表现为：多数不浮肿，唯全身乏力，腰酸楚，口中淡，小便短少，或多尿，尤以夜间为甚，或腰腹不适、头晕等。其病机核心在肾，多因脾肾两虚，兼外感风、寒、湿、热邪，病情反复，以致脏腑、气血、三焦气化功能失调。病程多为2～5年，长者可达10年或更长。现代医学中急性肾小球肾炎、慢性肾小球肾炎及部分肾病综合征均可以参照本章内容辨证论治。

　　本章收录了朱良春、任继学、张琪、张镜人、裘沛然、颜德馨

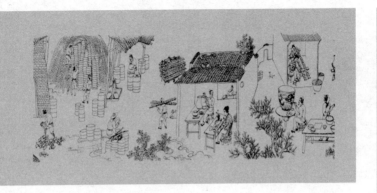

等国医大师治疗本病的验方22首。朱良春以温补脾肾法为原则，常采用益气化瘀、通腑泄浊之法；任继学认为肾风之本在肾，有急性、慢性之分，治疗宜早不宜晚，早期以利咽解毒、透经达络为主，并主张清上治下、扶肾固元；张琪注重健脾益气、清热利湿；裘沛然认为其基本病机为脾肾气血亏虚，常兼夹风邪、水湿、热毒、瘀血，治宜健脾益肾、利水化湿、解毒泄浊；颜德馨从"风"论治，常选宣肺化气之风药；张镜人坚持辨病、辨证与对症相结合，强调健脾益肾并重，兼顾泄浊扶正。

朱良春：益气化瘀补肾汤

【组成】生黄芪 30g，全当归 10g，川芎 10g，红花 10g，丹参 30g，仙灵脾 15g，川续断 10g，怀牛膝 10g，石韦 20g，益母草 120g（煎汤代水煎药）。

【功效】活血化瘀，益气补肾。

【主治】隐匿性肾炎，肾气亏虚，络脉瘀滞证。

【用法】每日 1 剂，分 2 次服。

【经验】朱老认为久病多虚，气虚血滞，自拟益气化瘀补肾汤益气化瘀，温阳利水。药用黄芪益气固本利水；仙灵脾补益肾阳；益母草、红花、丹参、川芎行气活血，特别是益母草用大量，有明显的活血利水作用；当归养血活血；怀牛膝引血下行，使瘀去气生，水消阳复，故获良效。朱老常在此方基础上进行加减：①慢性肾炎急性发作，各型慢性肾炎合并上呼吸道感染，或其他继发感染，出现严重蛋白尿者，去黄芪、红花，加金银花、连翘、漏芦、菝葜各 15g，地鳖虫 10g，鱼腥草 30g，白花蛇舌草 30g，蝉蜕 5g。②各型慢性肾炎以肾功能低下为主者，加炮穿山甲 8g。临床辨证见阳虚者加附子、肉桂、鹿角霜、巴戟天；肾阴虚者加生地黄、龟甲、枸杞子、女贞子、墨旱莲；脾虚者加党参、白术、山药、薏苡仁；气虚甚者重用黄芪，加太子参 30g；肾关不固者加金樱子、芡实、益智仁；浮肿明显，并伴高血压者，加水蛭 2g（研末，胶囊装，分吞）以化瘀利水；血尿者加琥珀 3g（研，分吞），白茅根 30g；血压高者，去川芎，加桑寄生 30g，广地龙 15g。〔朱良春 . 朱良春医集［M］. 长沙：中南大学出版社，2006，169-171〕

任继学：清金利咽散

【组成】金荞麦 120g，马勃 50g，荆芥穗 70g，紫荆皮 60g，金莲花 100g，金果榄 60g。

【功效】宣散清热，解毒消肿。

【主治】肾风，感受时邪病毒之肺卫证。

【用法】上药共为细末，每次服 3g，每 6 小时服 1 次。

【经验】金荞麦为君药，辛凉，入肺、肝二经，辛能开腠理、散结、解毒消肿；凉能清热、善开喉闭，为治疗咽喉肿痛之要药；金莲花为臣，性寒、味苦，入肺、胃二经，清解热毒，行滞解凝。两药相伍，增强清热解毒、消肿利咽之功。荆芥穗，辛甘而温，清热散瘀，破结解毒，清头目，利咽喉；佐紫荆皮，性苦寒，行气活血，消肿解毒；金果榄入肺、胃二经，清火解毒，为咽喉病要药；马勃为使药，辛平，入手太阴经，清肺金，散血热，解毒清咽喉。诸药相伍，清咽解毒、开肺利咽、活血消肿，故治咽喉肿痛效果较佳。

〔任继学.任继学经验集［M］.北京：人民卫生出版社，2000，302-303〕

任继学：解肌渗湿汤

【组成】麻黄 10g，杏仁 5g，桂枝 5g，土茯苓 200g，爵床 50g，生茅根 150g，藿香 15g，生姜 3 片，大枣 3 枚。

【功效】疏风散寒，佐以渗湿。

【主治】急性肾风，风寒证。

【用法】水煎服，每日 1 剂，分 2 次服。

【经验】本方麻黄、桂枝辛温发汗，解表宣肺；麻黄配杏仁，宣降肺气，平喘止咳；土茯苓、爵床解毒除湿；生茅根凉血止血，清热解毒；藿香芳香化湿，和胃止呕；生姜、大枣调和营卫。任老指出，若毒邪已解者，可改为渗湿治肾汤，药物组成：土茯苓 200g，爵床 50g，生茅根 100g，生槐花 50g，白豆蔻 15g，女贞子 50g，水煎服。〔任继学.悬壶漫录［M］.北京：北京科学技术出版社，1990，271-273〕

任继学：疏清渗解汤

【组成】前胡15g，羌活15g，牛蒡子15g，蝉蜕15g，大青叶25g，土茯苓200g，爵床50g，茜草15g，生茅根100g，藿香15g。

【功效】疏风清热，佐以渗解。

【主治】急性肾风，风热证。

【用法】水煎服，每日1剂，分2次服。

【经验】本方前胡、牛蒡子、蝉蜕疏散风热；羌活祛风胜湿；土茯苓、爵床清热解毒，淡渗利湿，直泄肾浊；大青叶、生茅根凉血止血，清热解毒；藿香芳香化湿。任老认为若风热表证已解，可改为益肾清浊饮：女贞子50g，覆盆子15g，土茯苓200g，生槐花50g，爵床50g，白豆蔻15g，茜草15g，水煎服。〔任继学.悬壶漫录［M］.北京：北京科学技术出版社，1990，273〕

任继学：清渗养肾汤

【组成】白蔻皮 15g，藿香 15g，土茯苓 200g，佩兰 15g，黄芩 15g，黄柏 15g，苍术 15g，爵床 50g，生茅根 100g，女贞子 50g。

【功效】清热渗湿，佐以化浊。

【主治】急性肾风，湿热证。

【用法】水煎服，每日 1 剂，分 2 次服。

【经验】本方白蔻皮、藿香、佩兰、苍术芳香化湿；黄芩、黄柏清热利湿；白茅根凉血止血，清热利水；土茯苓、爵床清热解毒，渗利湿邪；女贞子滋补肝肾，清虚热。任老指出，若湿清热解者，可改为健肾化浊汤：白豆蔻 15g，白术 15g，女贞子 50g，芡实 20g，山茱萸 15g，土茯苓 200g，爵床 50g，鸡冠花 15g，茜草 15g，生茅根 100g，水煎服。〔任继学.悬壶漫录［M］.北京：北京科学技术出版社，1990，273〕

任继学：复肾壮阳汤

【组成】仙茅 15g，仙灵脾 15g，韭菜子 15g，白豆蔻 15g，土茯苓 200g，爵床 50g，白术 20g，生茅根 100g，九香虫 15g。

【功效】通阳化湿，佐以温运。

【主治】急性肾风，寒湿证。

【用法】水煎服，每日1剂，分2次服。

【经验】方中仙茅、仙灵脾、韭菜子温肾散寒；白术、白豆蔻健脾化湿行气；生茅根清热解毒，利尿消肿；土茯苓、爵床清热解毒，渗利湿邪；九香虫有上通下达之功，暖肾助阳。全方共奏温肾通阳、化湿除浊之效。〔任继学.悬壶漫录［M］.北京：北京科学技术出版社，1990，273〕

任继学：益肾健中饮

【组成】仙茅 15g，菟丝子 15g，土茯苓 200g，爵床 50g，白术 15g，鹿角胶 15g，砂仁 15g，茜草 15g，黄芪 50g。

【功效】益火健脾，佐以舒络。

【主治】慢性肾风，脾肾阳虚证。

【用法】水煎服，每日 1 剂，分 2 次服。

【经验】方中仙茅、菟丝子、鹿角胶温肾助阳，直补先天，温而不燥；黄芪补益脾胃；土茯苓、爵床清热解毒，淡渗利湿，直泄肾浊；白术、砂仁健脾调中；茜草活血通瘀。诸药合用，共奏温补脾肾、渗湿泄浊之功，使便利水消，气旺阳复。〔任继学．悬壶漫录〔M〕．北京：北京科学技术出版社，1990，278〕

任继学：理阴和中汤

【组成】淡菜 15g，龟甲胶 10g，枸杞子 20g，女贞子 50g，土茯苓 200g，爵床 50g，白术 15g，石斛 25g，白豆蔻 10g，熟地黄 15g，茜草 15g，黄精 15g。

【功效】滋阴理脾，佐以治络。

【主治】慢性肾风，脾肾阴虚证。

【用法】水煎服，每日 1 剂，分 2 次服。

【经验】淡菜为血肉有情之体，温而不燥，味咸入肾，益血填精；龟胶滋补肾阴，同为血肉有情之品，两者补肾填精，直达病所。熟地黄、黄精益肾填精；石斛滋阴清热，益胃生津；枸杞、女贞子滋阴补肾；土茯苓、爵床清热解毒，渗利湿邪；白术、白豆蔻健脾调中；茜草活血通瘀。诸药合用，共奏滋肾健脾、渗湿泄浊之功。

〔任继学.悬壶漫录［M］.北京：北京科学技术出版社，1990，278〕

任继学：补肾固精煎

【组成】芡实 30g，山茱萸 20g，紫河车粉 10g（冲），覆盆子 20g，土茯苓 200g，爵床 50g，巴戟肉 20g，砂仁 15g，茜草 15g，鹿内肾粉 15g（冲）。

【功效】补肾固精，佐以通络。

【主治】慢性肾风，肾气失固证。

【用法】水煎服，每日 1 剂，分 2 次服。

【经验】方中山茱萸、芡实、覆盆子均为补肾固精要药；紫河车粉补益精血；砂仁和胃醒脾调中；土茯苓、爵床清热解毒，渗利湿邪；茜草活血通瘀；巴戟肉，鹿内肾粉温补肾阳。诸药合用，共收渗湿泄浊、益肾健脾之功。〔任继学 . 悬壶漫录［M］. 北京：北京科学技术出版社，1990，278〕

任继学：滋水养肝饮

【组成】熟地黄15g，女贞子15g，黄精15g，龟甲胶15g，淡菜20g，生石决明50g，爵床50g，茜草15g，沉香15g，土茯苓200g，藿香10g，木贼25g。

【功效】滋阴养肝，佐以疏达。

【主治】慢性肾风，肝肾阴虚证。

【用法】水煎服，每日1剂，分2次服。

【经验】方中熟地黄、女贞子、黄精滋肾养阴，益气补血；龟甲胶、淡菜为血肉有情之品，补肾填精；土茯苓重用，味厚力深，直泄湿浊；爵床清热解毒；石决明平肝清热；沉香补肾；茜草活血化瘀；佐以木贼疏风解毒；藿香行气化湿。〔任继学.悬壶漫录〔M〕.北京：北京科学技术出版社，1990，278〕

任继学：益肺助肾汤

【组成】炙黄芪 25g，白术 15g，防风 5g，爵床 50g，光燕菜粉 15g（冲），土茯苓 200g，砂仁 10g，山茱萸 25g，鹿角胶 10g，龟甲胶 15g，炙甘草 15g。

【功效】以培金济肾为主，佐以调卫。

【主治】慢性肾风，肺肾失助证。

【用法】水煎服，每日 1 剂，分 2 次服。

【经验】本方黄芪甘温，专司益气培本，促进血液循环，且能利水；白术健脾，脾健则土实；防风祛风胜湿，三药同用，取玉屏风散之义，益气固表，补气健脾。鹿角胶、龟甲胶阴阳双补，填补精血，益气壮阳；山茱萸、燕菜补肾填精；砂仁理气化湿，又可防止滋腻太过；土茯苓泄利湿浊。全方益气补肾，祛风胜湿。任老特别强调，本病首先要戒情志，远房帷，遵医嘱，同时必须长期耐心服药，禁忌苦寒及泻气之品。〔任继学 . 悬壶漫录［M］. 北京：北京科学技术出版社，1990，278〕

任继学：鲤鱼汤

【组成】活鲤鱼1尾（约250g，去头、鳞片、内脏），大蒜头1个，胡椒5g，茶叶15g，桂枝15g，生白术15g，泽泻15g，陈皮15g，大腹皮15g，砂仁15g，生姜皮10g，土茯苓50～100g。

【功效】补精益脾，理气利水。

【主治】慢性肾风，水湿肿满证。

【用法】共煎后，吃鱼喝汤。

【经验】鲤鱼味甘、平，无毒，任老认为鲤鱼为血肉有情之品，故用其补精，利水消肿，为君药。桂枝、白术、泽泻，取五苓散之意，以桂枝之辛温，温阳化气；白术健脾，脾健则土实；泽泻淡渗利水。大腹皮、陈皮、生姜皮，取五皮饮之意，行气为主，"气行则水行"。再加砂仁理气和中，增强化湿之功；土茯苓味平，泄浊之功较优，为任老治肾病的经验用药，大量应用可消除尿中蛋白。任老指出若阳虚明显、畏寒甚者，加炮附子、干姜，桂枝易为肉桂；喘促甚者，加炒葶苈子、大枣、白芥子。〔南征.全国名老中医·白求恩奖章获得者·长春中医药大学终身教授任继学名医名论名术（续一）[J].长春中医药大学学报，2007，23（2）：3-4〕

任继学：泄浊解毒汤

【组成】土茯苓 100~200g，佩兰 15g，丝瓜络 15g，地肤子 15g，地龙 15g，丹参 15g，半夏 15g，白蔻仁 15g，草果仁 15g，建曲 15g，干姜 10g。

【功效】泄浊解毒，益肾通络。

【主治】慢性肾风，浊毒瘀结证。

【用法】水煎服，每日 1 剂，分 2 次服。

【经验】方中土茯苓为君药，清泄湿浊，大量应用有消尿蛋白之功；佩兰、白蔻仁、草果，三者为芳化湿浊之品，气味芳香以醒脾，理气燥湿而和胃；建曲化湿痰、消食滞；干姜、半夏，味辛，性温、热，"辛以散之"，两药可以开郁结、通腠理；丝瓜络形如人之筋络，能通行经络，丝瓜气清香，有化湿之功，故丝瓜络可以祛经络中之痰湿；地肤子通络行水；地龙、丹参，二药活血行瘀，通络隧，血行络通，使浊毒有出路。同时，地龙亦有良好的消除尿蛋白之功。本方集泄浊、芳化、辛散、透络诸法，用于浊毒壅积瘀结之证。若阳虚明显，加炮附子、肉桂、巴戟天、仙灵脾温补肾阳；湿郁化热，加姜汁炒黄连、清炙枇杷叶、芦根清热利湿；兼有风眩，加羚羊角、玳瑁、生杜仲、莱菔子平肝息风。〔南征.全国名老中医·白求恩奖章获得者·长春中医药大学终身教授任继学名医名论名术（续一）〔J〕.长春中医药大学学报，2007，23（2）：3-4〕

任继学：壮火透瘀渗浊汤

【组成】炮附子 5～15g，肉桂 10g，烫水蛭 3～5g，土茯苓 100～200g，沉香曲 10～15g，生白术 15g，胡芦巴 15g，马鞭草 15g，九香虫 15g，姜汁炒厚朴 15g。

【功效】泄浊解毒，益肾通络。

【主治】慢性肾风，阳虚瘀浊证。

【用法】水煎服，每日 1 剂，分 2 次服。

【经验】任老主张本病治宜温而不燥，补而不滞，补中有通，通而达补，故在李东垣天真丹基础上，加入理气消胀之法，且去黑丑之峻厉。肉桂、附子、胡芦巴温命火、壮肾中真阳；土茯苓泄湿浊、马鞭草活血利水，二药合用祛除水湿浊邪；烫水蛭搜剔络邪，通畅隧道；生白术既可健脾，又能"利腰脐间血"；沉香曲、九香虫二药，俱兼入肾、脾胃，既可偕肉桂、附子、胡芦巴入右肾命门以暖精助阳，又能合厚朴入脾胃，理气消胀。全方共奏温壮命火、理气除满、透络泄浊之功。若尿蛋白呈阳性者，须重用土茯苓，并加爵床 50g。〔南征.全国名老中医白求恩奖章获得者长春中医药大学终身教授任继学名医名论名术（续一）［J］.长春中医药大学学报，2007，23（2）：3-4〕

张　琪：经验方

【组成】黄芪 30g，党参 20 ~ 30g，麦冬 15g，地骨皮 15g，茯苓 15g，车前子 15g，白花蛇舌草 30g，柴胡 10g，甘草 10g。

【功效】益气养阴，清热利湿。

【主治】慢性肾病，以蛋白尿为主症者。

【用法】水煎服，每日 1 剂，分 2 次服。

【经验】张老认为，慢性肾病患者脾气虚弱，清阳不升，精微下注而外溢是导致蛋白丢失的主要病机。然蛋白丢失日久，势必耗损阴液，形成气阴两虚之候；且水谷精微不能化生气血而酿成湿浊，湿浊蕴蓄化热，渐致湿热搏结，表现为气阴两虚、湿热内停之虚实夹杂证候。针对这种病机，其气虚为本，尤以脾气亏虚为甚，所以用药时加大参、芪的用量。故常用黄芪、党参健脾益气；麦冬、地骨皮益阴而退虚热，又可制参、芪之温燥；茯苓、车前子、白花蛇舌草利湿清热；配柴胡升阳调畅气机，使补而不滞。因人体之精微行于经脉则滋养于机体，溢于脉外则酿成湿浊，故单纯固摄很难奏效，只有在益气养阴的基础上，通利收敛并举，方可收功。本方补气而不壅滞，益阴而不滋腻，利湿热而不伤正气，是张老治疗蛋白尿最常用的方法之一，尤其是对某些临床症状不明显的隐匿性肾炎，此法疗效甚佳。临床加减：蛋白尿加芡实、莲子以固摄缩泉；久病血尿者加白茅根、瞿麦、小蓟等通淋止血之品；热盛者，加栀子、生地黄等以凉血止血；若湿热渐去，常配龙骨、牡蛎、海螵蛸、茜草以增收涩止血之力。此时纯补气阴收敛止血，恐过于壅滞，每加大黄少许（3～7g），以疏泄使摄而不凝，补而不滞，且大黄尚有清热止血之妙。对激素产生依赖现象的患者，重在辨舌诊、脉象。若舌淡脉弱者，重在益气；舌淡红略干，脉细弱者，益气养阴并举；舌红苔白腻者，减参、芪用量，重用清热利湿之品，如白花蛇舌草、瞿麦、萹蓄、土茯苓等，尽量不用苦寒之品以防伤胃；舌红紫而肿胀者，常配伍连翘、蒲公英、重楼、赤芍、桃仁等解毒活血药物，可明显提高临床疗效。〔米一鹗.首批国家级名老中医效验秘方精选（续集）［M］.北京：今日中国出版社，1999，157-158〕

张 琪: 参芪地黄汤加味

【组成】熟地黄 20g, 山茱萸 15g, 山药 20g, 茯苓 20g, 泽泻 15g, 丹皮 15g, 肉桂 7g, 附子 7g, 黄芪 30g, 党参 20g, 菟丝子 20g, 金樱子 20g。

【功效】益气、补肾、摄精。

【主治】肾小球肾炎蛋白尿、血尿日久不消失。证属肾气不足, 固摄失司, 精微外泄者。

【用法】水煎服, 每日 1 剂, 分 2 次服。

【经验】张老认为, 肾小球肾炎蛋白尿、血尿日久不消患者, 主要表现为腰痛腰酸, 倦怠乏力, 头晕耳鸣, 夜尿频多, 尿清长, 或遗精滑泄, 舌质淡红, 舌体胖, 脉沉或无力等肾气不固之证, 采用参芪地黄摄精为要。方中党参、黄芪、山药健脾益气; 熟地黄、山茱萸补益肾阴而摄精气, 与参术合用, 既不妨碍脾之运化功能, 且与温补肾阳相伍, 使阴阳调剂以助肾功能恢复; 茯苓、泽泻健脾渗湿; 丹皮清虚热; 肉桂、附子补命门真火而引火归元; 再加金樱子以固摄精气, 菟丝子填补肾精。〔张琪, 张文康, 张佩清, 等. 中国百年百名中医临床家丛书·张琪〔M〕. 北京: 中国中医药出版社, 2003, 29〕

张镜人：愈肾方

【组成】白术 9g，山药 9g，薏苡仁根 30g，石韦 15g，大蓟根 30g，扦扦活 15g，芡实 12g，莲须 3g，炒陈皮 6g。

【功效】健脾益肾，清热利湿。

【主治】慢性肾小球疾病。症见神疲乏力，腰酸腿软，或有轻微水肿，尿常规检查可见蛋白尿、血尿，脉细或濡细，苔薄或薄黄腻。

【用法】水煎服，每日 1 剂，分 2 次服。

【方解】脾主运化，作用于精微的摄取与水湿的输布；肾主开阖，作用于精气的藏蓄与湿浊的排泄。太阴虚则运化无权，难以摄取精微，又难以输布水液；少阴亏则开阖失常，未能固涩精气，又未能排泄湿浊。于是水湿潴留，肢体浮肿，兼见神疲乏力，腰酸腿软。张老认为本病多由外感诱发，风邪虽散，湿热难除，日久损及脾肾乃成本证，故治宜健脾益肾，清热利湿。方中白术、山药、芡实、莲须健脾益肾，补而不温燥，养而不滋腻；薏苡仁根、石韦、大蓟根清热利湿通淋；扦扦活祛风活血；陈皮理气和胃。全方标本同治，补泻并用，加减变化可运用于多种证型的慢性肾小球疾病。〔王松坡.国医大师张镜人〔M〕.北京：中国医药科技出版社，2011，33-34〕

张镜人：黄芪人参汤合六味地黄丸加减

【组成】生黄芪 12～15g，党参 9g，苍术 9g，白术 9g，生地黄 9g，熟地黄 9g，制首乌 9g，山茱萸 9g，炒山药 9g，赤芍 9g，白芍 9g，炒滁菊 9g，炒丹皮 9g，莲须 5g，芡实 12g，黑大豆 30g，赤茯苓 9g，猪苓 9g，通草 3g，泽泻 15g。

【功效】益气养阴，行水利湿。

【主治】慢性肾炎，热伤气阴，脾肾俱虚，水湿逗留证。

【用法】水煎服，每日 1 剂，分 2 次服。

【经验】张老认为，慢性肾炎，日久病深，无形之邪热和有形之水湿结合，遏阻三焦，中侵伤脾，下注伤肾，湿愈困则脾愈弱，热愈甚则阴愈耗，脾肾气阴俱虚，导致升降、开阖失常，当升不升，当降不降，当藏不藏，当泄不泄，于是大量尿蛋白丢失，血浆白蛋白降低；湿浊滞留，引起血胆固醇高；里热灼阴，络脉受损，虚阳上扰，引起高血压及血尿；肾府失养，故腰部酸楚。临床治疗宜宗《脾胃论》黄芪人参汤合《小儿药证直诀》六味地黄丸加减。方中黄芪、党参、苍白术益气健脾；制首乌、山茱萸、生熟地滋阴补肾；莲须、芡实味甘固涩；黑大豆、怀山药性平和养；赤茯苓、猪苓、通草、泽泻行水利湿；赤白芍、滁菊、丹皮清热凉肝。全方补中健脾，脾气实，升降自如，则水湿自除。辨证加减：若腰酸较甚，加川续断 15g；若舌苔黄腻，尿蛋白 >（+++），24 小时尿蛋白定量 >4.5g/L，去熟地黄、山茱萸，加薏苡仁根 30g，大蓟根 30g，石韦 15g；若红细胞>（+），去苍白术，加女贞子9g，墨旱莲15g；若有管型尿，加扦扦活30g。〔张镜人．中华名中医治病囊秘·张镜人卷〔M〕．上海：上海市文汇出版社，1998，67-68〕

张镜人：黑地黄丸合五阴煎加减

【组成】生地黄 9g，熟地黄 9g，山茱萸 9g，枸杞子 9g，苍术 9g，白术 9g，炒党参 9g，炒归身 9g，生白芍 9g，炒山药 9g，制首乌 9g，炒杜仲 9g，制狗脊 15g，茯苓皮 15g，晚蚕砂 6g（包煎），生石决明 30g，滁菊花 9g。

【功效】补肾调营，和阴潜阳。

【主治】慢性肾炎，气阴亏损，血不养肝，湿浊下注证。

【用法】水煎服，每日 1 剂，分 2 次服。

【经验】张老认为，慢性肾炎发展至后期，脾之转输与肾之固摄功能日益衰退，水湿邪浊蕴聚，饮食精微无以升运吸收，下趋外泄。营养匮乏，故面色㿠白，小便不利，足胫踝部浮肿，尿蛋白持续不瘥，肾功能轻度损害。阴损及血，血不养肝，故血压增高。临床治疗，宜宗《素问病机气宜保命集》黑地黄丸合《景岳全书》五阴煎加减。方中生熟地、山茱萸、制首乌、枸杞子补肾滋阴；苍术、白术、党参、山药健脾运中；当归、白芍养血柔肝；狗脊、杜仲坚脊固腰；茯苓皮、晚蚕砂行水泄浊；滁菊花、生石决明清热息风。辨证加减：若舌苔黄腻，尿蛋白（+~++），去熟地黄，加薏苡仁根 30g，大蓟根 30g，石韦 15g；若出现管型尿，加扦扦活 30g，祛瘀利水；若血压较高，加羚羊角粉 0.6g 冲服；若小便不利，则加泽泻 15g。〔张镜人.中华名中医治病囊秘·张镜人卷［M］.上海：上海市文汇出版社，1998，68-69〕

裘沛然：补泄理肾汤

【组成】黄芪 30～50g，巴戟肉 15g，黄柏 15g，黑大豆 15～30g，大枣 5～10 枚，牡蛎 30～50g，土茯苓 20～30g，泽泻 15～20g。

【功效】益气补肾，行水泄浊。

【主治】慢性肾炎、肾病综合征，或伴有肾功能不全，证属肾阴阳两虚、浊邪留滞者。

【用法】用清水将诸药浸泡 30 分钟，文火煎煮 40 分钟，滤汁，共煎两次，取汁 400mL，早晚各服 1 次。

【经验】裘老认为，慢性肾炎、肾病综合征的基本病机为脾肾气血亏虚与风邪、水湿、热毒等相夹杂，治疗主张标本兼顾，补泻并施。本方是裘老对慢性肾炎的长期探索中总结出来的经验方。方中黄芪为君药，裘老谓补气圣药，大剂黄芪功盖人参，有补气、固表、摄精、祛毒、和营、利尿之功，且无留滞之弊，一般剂量用 30～60g，此即仲景所谓"大气一转，其气乃散"。巴戟肉与黄柏相伍，一阳一阴，皆为补肾要药。前者温而不热，益元阳补肾气，后者苦寒而滋肾益阴，阴阳相济，寓有深意。上二味与黄芪相合，补气健脾益肾，为治本之图。黑大豆"治肾病，利水下气，制诸风热，活血解毒"；牡蛎涩精气而利水气，对长期蛋白流失者，颇为适用；土茯苓利湿清热，解毒泄浊；泽泻渗湿泄热，养新水，祛旧水；大枣健脾和营。全方标本兼顾，补泻合治，有补气健脾、益肾利水、解毒泄浊之功，对改善肾功能及临床症状均有良好功效。裘老常在此方基础上进行加减化裁：慢性肾炎因外感引动伏邪者，可加用羌活、白芷、苍耳草、蝉蜕等辛散祛风，其中羌活与黄芪相伍，对预防感冒复发，功胜玉屏风散；如果血压偏高，可加用夏枯草、防己等，另如党参、黄芪、附子等对血压有双向调节作用，血压偏高而见阳虚症状者可用；如伴有湿热内蕴者，可加用漏芦、生大黄、白薇、猪苓、茯苓等清热利湿之品；阳虚明显者，加炮附子、干姜、肉桂、仙茅等温补肾阳药。〔王庆其.学习裘沛然治疗慢性肾病经验之体会［J］.中医文献杂志，2008，26（2）：29-31；裘沛然治疗肾病的独到经验［J］.上海中医药杂志，1996（7）：2-3〕

裘沛然：当归六黄汤加减

【组成】生黄芪 30g，当归 18g，生地黄 24g，熟地黄 24g，川黄连 9g，淡黄芩 18g，黄柏 15g，生牡蛎 30g，泽泻 15g，炙龟甲 18g，补骨脂 18g，白薇 15g，漏芦 15g。

【功效】补益脾肾，淡渗利湿。

【主治】慢性肾炎，肾阴亏虚、下焦不固证。

【用法】水煎服，每日 1 剂，分 2 次服。

【经验】裘老常认为，各种慢性肾病的基本病机为脾肾气血亏虚，与风邪、水湿、热毒、瘀血相夹杂，因此，临床多表现为寒热交错、虚实相兼等情况。当归六黄汤为养阴清热、益气和血之剂，该方气血平补，而兼泻火，补不恋邪，清不伤正，非常切合慢性肾病之病机。方中当归养血增液，血充则心火可制；生地黄、熟地黄入肝肾而滋肾阴。三药合用，使阴血充则水能制火，共为君药。臣以黄连清泻心火，合以黄芩、黄柏泻火以除烦，清热以坚阴。君臣相合，热清则火不内扰；倍用黄芪固表益气，且可合当归、熟地黄益气养血；另加黄芩、黄连、黄柏、漏芦、白薇、泽泻清热泄毒、渗湿利水。裘老认为邪去则正安，水湿不除则肾气不能化精，精气流失也就难以控制。因此，通利水湿与固摄肾精，两者不可偏废。在用药上，灵活变通，药随症变，常选用党参、巴戟肉、仙灵脾佐黄芪、生地黄、熟地黄等加强补益脾肾；加黑大豆、土茯苓、泽泻、牡蛎等利水退肿；加白花蛇舌草、半枝莲、漏芦、白薇佐黄芩、黄连、黄柏清热泄毒；加益母草、丹参、桃仁、红花等化瘀活血。对慢性肾炎因感冒而引起急性发作者，选用羌活、白芷、苍耳子、苍耳草、蝉蜕辛散祛邪；漏芦、半枝莲、白术、生甘草、黄芪、土茯苓等解毒泄浊、健脾利水。对慢性肾病呈阴阳两亏、上盛下虚之证选用生地黄、熟地黄、巴戟天、肉苁蓉、茯苓、黄芩、龙胆草、炮附子、肉桂、生姜、大枣、黄柏、知母、仙茅、仙灵脾等寒热兼施，不仅可改善临床症状，而且对改善肾功能有一定帮助。对于慢性肾病蛋白尿明显者，裘老主张利涩同用，临证配伍常选用生薏苡仁、茯苓、猪苓、汉防己、大黄、玉米须与覆盆子、金樱子、五味子、乌梅肉、补骨脂、楮实子、牡蛎等，对消除蛋白尿效果较好。〔邹纯朴，梁尚华.裘沛然治疗慢性肾病验案 3 则〔J〕.上海中医药杂志，2009，43（2）：3-4〕

颜德馨：疏风汤

【组成】生紫菀9g，浮萍9g，蝉蜕6g，荆芥9g，防风9g，芫荽子9g，西河柳9g，薄荷4.5g，薏苡仁根30g。

【功效】宣肺、化气、祛风。

【主治】慢性肾炎，顽固性蛋白尿、胆固醇高伴有呼吸道或皮肤感染者。

【用法】水煎服，每日1剂，分2次服。

【经验】肾炎尿蛋白者，虽见大量蛋白排出，但尚有许多细胞沉渣，此乃清浊不分。颜老认为："水无风则平静而澄，遇风则波起浊泛，慢性肾炎蛋白质缠绵不解，祸根往往为风邪作祟。"片面强调固涩易使沉瘀胶结，浊气不能外泄，精气反而渗漏，故治蛋白尿重在气化，盖气化而愈者，愈出自然，临床常用宣肺化气之风药，颇有效验。或以祛邪化瘀，拨乱反正，则清浊自分。故常将疏风汤用于顽固性蛋白尿、胆固醇高伴有呼吸道或皮肤感染者，近期效果甚佳。同时可根据病情，结合运用以下两个方药。①僵蚕粉：僵蚕研末，每次吞服1.5～2g，日服2～3次，适用于大量蛋白尿和低蛋白血症。②龙蜂方：龙葵30g，蜂房9g，蛇莓30g，蜀羊泉30g，对病程较长且容易反复者可选用此方。〔颜德馨.颜德馨临床经验辑要［M］.北京：中国医药科技出版社，2000，88-89〕